# 裸食的力量

## ㉑ 天焕新日食记

[美]米米·柯克（Mimi Kirk）

[美]米娅·柯克·怀特（Mia Kirk White）

著

于瑶 译

机械工业出版社

CHINA MACHINE PRESS

First published in the United States of America in 2017 by Countryman Press .
Copyright © 2017 by Mimi Kirk and Mia Kirk White.
The simplified Chinese translation rights arranged through Bardon–Chinese Media Agency

北京市版权局著作权合同登记　图字：01-2018-8357 号。

## 图书在版编目（CIP）数据

裸食的力量：21天焕新日食记 /（美）米米·柯克（Mimi Kirk），（美）米娅·柯克·怀特（Mia Kirk White）著；于瑶译. — 北京：机械工业出版社，2020.5
书名原文：Raw-Vitalize: The Easy, 21-Day Raw Food Recharge
ISBN 978-7-111-65479-7

Ⅰ.①裸… Ⅱ.①米…②米…③于… Ⅲ.①饮食营养学 - 普及读物 Ⅳ.①R155.1-49

中国版本图书馆CIP数据核字（2020）第069190号

机械工业出版社（北京市百万庄大街22号　邮政编码100037）
策划编辑：丁　悦　　责任编辑：丁　悦
特约策划：王　炎　　责任校对：韩佳欣　贾立萍
责任印制：单爱军
北京新华印刷有限公司印刷

2022年6月第1版·第1次印刷
145mm × 210mm · 6.375印张 · 170千字
标准书号：ISBN 978-7-111-65479-7
定价：59.80元

电话服务　　　　　　　　　网络服务
客服电话：010-88361066　　机 工 官 网：www.cmpbook.com
　　　　　010-88379833　　机 工 官 博：weibo.com/cmp1952
　　　　　010-68326294　　金 书 网：www.golden-book.com
封底无防伪标均为盗版　　　机工教育服务网：www.cmpedu.com

谨以此书献给

那些需要一点鼓励

以更好地照顾自己的人

# FOREWORD

# 前言

**米米·柯克**

我是米米·柯克（Mimi Kirk），生于 1938 年，现在是四个孩子的母亲，同时也是七个孙子（女）的祖母（外祖母）。七十岁时，在 PETA（善待动物组织）举办的全国性比赛中，我被评选为 50 岁以上最性感的素食主义者，成了一名公众人物。这促成了我第一本书的诞生——《裸食①之道》（*Live Raw*），之后我又写了三本书（包括你们现在看到的这一本）。

我成为一名素食主义者抑或说纯素食主义者已经有四十多年了。六十多岁时，我遇到了现在的男友，开始做他喜欢吃的食物，都是些地道的美式食物。我们一起吃饭，所以我也会吃些给他做的食物。不知不觉，我的体重增加了 22 磅（约 20 斤），年度体检时，我的血压和胆固醇都很高。更糟的是，我的关节炎发作了，疼了好几个月。医生告诉我，这与年龄有关，然后给我开了一个处方，我顿时骇然。我的家族病史有癌症、心力衰竭、中风、糖尿病、白血病和帕金森症。患病的家庭成员之前都需要吃处方药，甚至还是一把一把地吃。我可不想步这样的后尘，这件事为我敲响了警钟。

---

① 裸食：即"生食"与"有机"的饮食方式。"生食"是指不加热、直接生吃的食物，"有机"是指不使用农药化肥种植的天然有机食材。在本书中称为裸食。

我不知是不是像医生说的那样，关节炎与年龄有关，也不知道除了遵循处方之外，是不是真的没什么能做的了。直觉告诉我，我能找到一个更好的方法治愈自己，在那之前我不能服用任何东西。一离开医生的办公室，我便毫不拖延地开始研究自然方法是否能治愈我的病痛。一篇篇的文章显示，以植物为基础的裸食饮食方式可以治愈许多不同的疾病。虽然我长久以来已经习惯了植物为主的饮食方式，但生吃可行吗？我很高兴发现了裸食的治疗方法，却又开心不起来。我一直认为自己是一名食物爱好者，也是一位好厨师，但生吃胡萝卜条和芹菜这样的饮食方式对我来说可并没有什么吸引力。刚开始研究的时候，我以为裸食的饮食方式并没有被很多人了解和应用，但后来我逐渐从各种文章中了解到，这种饮食方式已经存在多年。调查结果说服了我，并开始尝试裸食。我觉得，也许真的有一种方法，可以让我一边进行裸食饮食治疗，一边继续享受美味的食物。

我给最小的女儿米娅（Mia）打了电话，希望能在她那里获得精神上的支持。这对她来说也是个好时机，所以我们一起踏上了裸食之旅。我们决定以榨汁和吃裸食的方式先试几周，看效果如何。说实话，从网上找到的很多食谱都无法满足我的味蕾，这让我有点失望，于是我便开始将自己喜爱的传统烹饪配方运用到裸食食谱中。自此，我才开始发现裸食的美味。我几乎沉迷其中：切细的西葫芦丝当作千层面；风干番茄、纯种番茄与草药和香料混合，变成了未经烹煮的美味红酱；即使没有奶酪，罗勒香蒜酱也可以做出香甜美味的酱料；发酵的腰果让西葫芦宽面有了干酪的味道……说实话，我从没发现食物这么好吃过。我似乎正在实践一种属于未来主义的饮食方式。这些食物非常可口，最重要的是，它们让我更加精力充沛。我觉得自己看起来也更年轻了。米娅告诉我她也有同感。在吃纯生素食两周后，我决定把它作为我的生活方式。我感觉很好，在这个过程中我也创造出了一些不错的美食。六个月后与医生的见面印证了我的选择是正确的：我的血压和胆固醇都恢复了正常，关节疼痛也一去不复返了。

**米娅·柯克·怀特**

我是米娅·柯克·怀特（Mia Kirk White），十二岁时，我被诊断出患有青少年关节炎。基于这一原因，再加上我成长在一个以素食为主的家庭，因此激发了我对营养治疗和养生的兴趣。当母亲给我打电话，建议我们一起尝试裸食的饮食方式时，我高兴地与她同行。现在我是一名裸食厨师，同时还教授人们如何通过裸食进行疗愈。我相信纯粹的食物和积极的思考能带来人体与生俱来的治愈力量。

像大多数试图平衡家庭、工作与自我形象之间关系的女性所遇到的问题一样，许多年来，我也一直在与体重作斗争。曾经有一段时间，我衣橱里的衣服尺寸从 S 号到 L 号的都有。我尝试了市面上的每一种节食方法，每次都是先减掉几斤，而当我选择不再让自己饥饿的时候体重又反弹回来。我的体重变化像玩过山车一样起起伏伏，我甚至曾担心自己永远也下不了这趟车了。我发现，每当我的饮食不够健康时，我的关节炎就会发作并导致关节僵硬，肚子发胀，整个人没有活力。我曾以为自己会失去内心的光芒。

当我改变饮食习惯，让饮食中包含了更多原生食物的时候，身体就感觉好多了。但这一点很难坚持。我发现，每当我没有好好安排自己饮食的时候，就会做出不健康地选择。我繁忙的每周时间表里包括处理一些有着严格要求的业务，还要见缝插针地参与孩子们放学后和周末的活动。而当我每周能够安排好自己的饮食时，我更容易吃得健康，这也正是这个计划的优点所在。我的大多数朋友也有着忙碌的生活，这不断提醒我，让自己感觉良好是多么重要，因为只有这样我们才能更好地满足自己对生活的需求。当我选择吃烹饪过的素食时，我的身体并未好转，后来才慢慢发现，吃裸食才能让我变得更健康、更有活力。这是我的母亲和我决定分享《裸食的力量》这本书的主要原因之一。我们的经历可以使希望改变生活方式的人从中受益，让他们在变得更加阳光、身心感觉更棒的道路上继续前行！

当你只是接受你想要的东西时，
你就有可能得到你想要的东西。

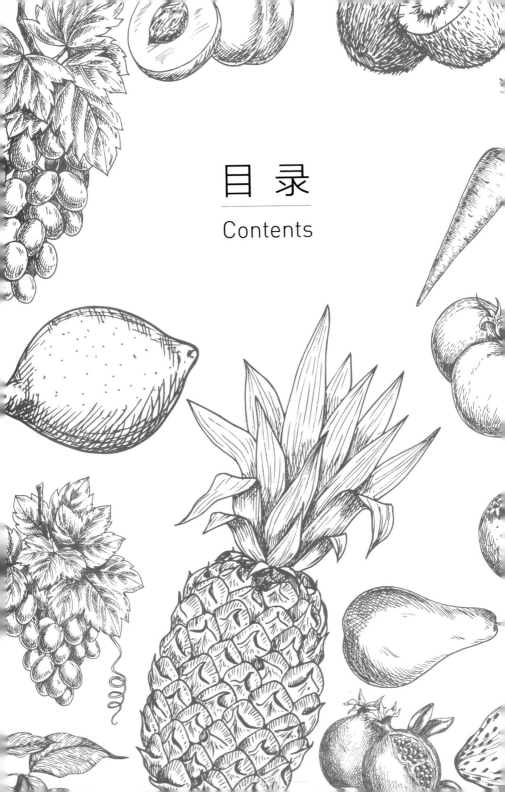

# 目 录

Contents

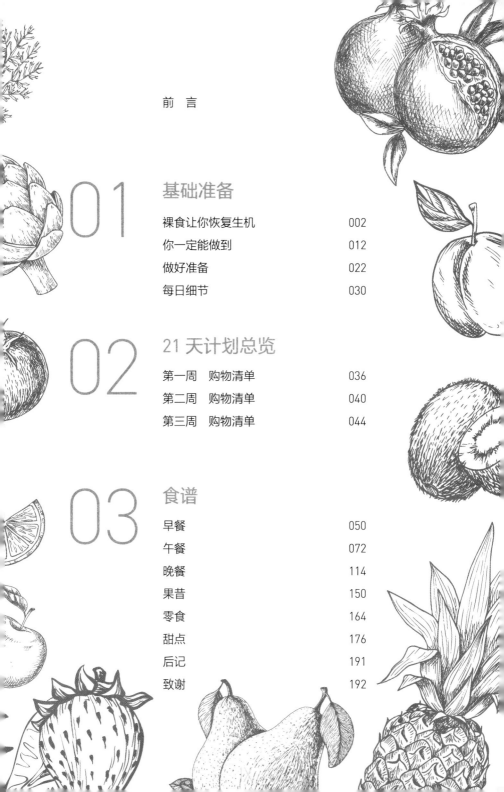

前　言

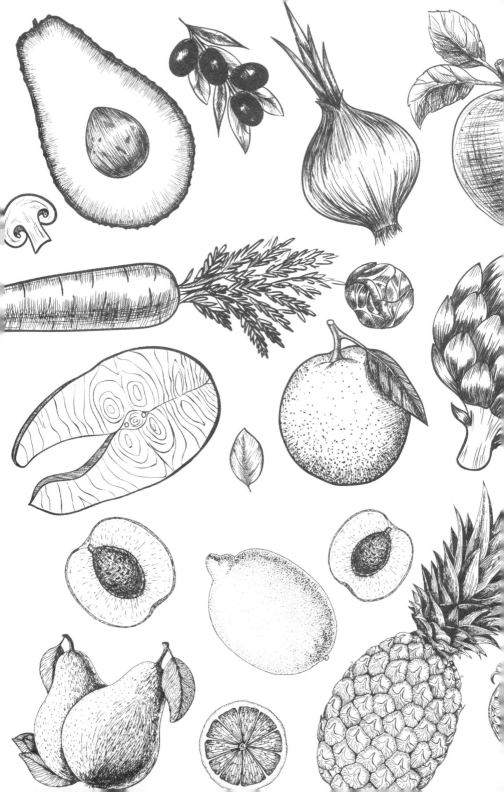

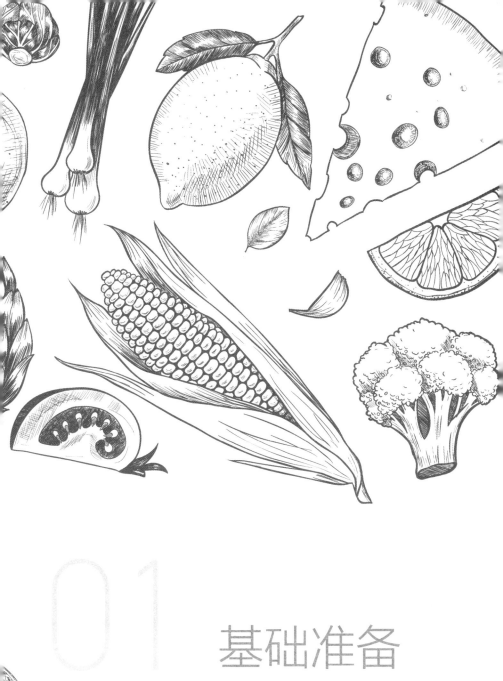

# 01

# 基础准备

## THE BASIC

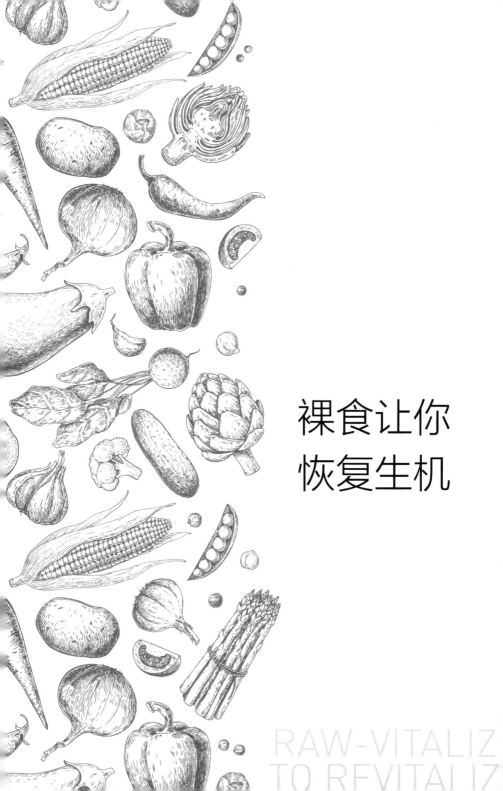

裸食让你
恢复生机

## 裸食生活是如何开始的

希波克拉底（Hippocrates ）有一句名言，我们深以为然："让食物成为你的药物，你的药物就是你的食物。"食物蕴含着巨大的力量。正确的食物可以治愈我们，而错误的食物会使我们生病。要知道每一餐我们都可以选择是要滋养我们的细胞和免疫系统，还是消耗它们的食物。我们可以在健康饮食的同时享受新鲜素食带给我们的美味佳肴。

多年来，我们与许多客户合作，帮助他们体验更健康的生活，预防可能会产生的疾病，同时教会他们如何准备裸食。我们根据每个人的时间表和特殊需求为他们量身定制饮食计划。在某次电话沟通中，客户与我们探讨的内容是，他在与我们合作之后，感觉如获新生、精力充沛，一扫之前的筋疲力尽，变得更有活力。这样出色的结果是多么令人欣慰！我们顿时意识到，对于需要改善健康状况的更多受众来说，这些信息可能是非常有价值的。我们的初衷并不是写一本书——而是为了客户和自己的健康，但是当我们意识到这可能会带来更积极的影响时，便决定要写一本书。我们汇集了所有的想法和之前的经验，于是就这么开始了。

我们住在不同的城市，在历经了若干个月、数千个小时、无数通电话和视频会议以及多次线下会面后，在实施了多个为期 21 天的个人实验的经验背书下，我们终于有了一套出色的计划。我们对此的认知也更上了一个台阶，确切地知道什么样的饮食是行之有效的，也知道如何使这一切变得更加简单。

## 你的预期是什么？

我们不相信节食有效，所以请不要把这当成是一种节食。你的目标不应该是减肥——而应该是健康。这个为期 21 天的计划不是快速排毒也不是身体净化。这种饮食方式将重新点燃你的健康和幸福，并引导你在剩下的人生中走上一条充满光明的道路。如果你一直在吃快餐和加工食品，那么这个计划在某些方面可能会让你感觉像是在经历一个净化过程，但你永远不需要挨饿，也不会觉得没有东西可吃。

我们创建了一系列简单的食谱，这些食谱色彩鲜艳、外形美观、易于准备。它们营养丰富，能满足你的需求，为你忙碌的一天提供能量。我们美味的食谱还包括一些简单的技巧和便利的小窍门。大多数食物的制作可以在大约 10—15 分钟内完成，可以让你轻松地保持 21 天的承诺，甚至能坚持更久。

Q：我会挨饿吗？

A：裸食不仅仅是吃芹菜和胡萝卜棒——事实上，它所涵盖的远不止生鲜蔬菜。它们都是营养均衡、味道鲜美又能令人感到满足的膳食。你可能会觉得太饱，吃不完我们每天计划安排的食物。我们不觉得你会在饭后还感到饥饿，但如果的确饿了，你可以在我们的零食章节中找到美味又便于制作的食物。

由于口感会像味道一样影响我们对食物的享受，因此我们的食谱中包括各种多汁的、细腻的和有酥脆口感的食物，会给你的味蕾带来极大的满足。我们保证，你不会觉得厌倦。其中一些食谱由于富含营养并能立即补充能量，在压力大或者感觉低落时可以替代普通食品、甜食成为你新的安慰食物。

我们的膳食简单而美味，仅仅需要几样设备就能制作完成。有组织、有条理是成功的关键，为此，我们已经整理好了主要食品原料和每周的购物清单。另外，在给全家人准备餐食时，你可能很容易就被正在制作的食物引诱，而不会为自己去另外准备一餐了。杜绝这一现象的诀窍是先准备好你自己的餐食，这样你就可以在为家人烹饪其他食物的时候也有东西可期盼。你可能会惊讶地发现，你的家人也想尝尝你给自己做的这些诱人的美食。你的所有餐食都清淡且缓解饥饿感，而且能快速准备好。我们结合了一些在厨房里准备餐食的小窍门，让错误的饮食成为你人生的过去式。适当的膳食会使你的新陈代谢更加平衡，也将为你身体的日常需求提供适量的营养和维生素。

我们认为，21天能量补充最简单的方法就是遵循本书所写的内容。但是，这也不是一成不变的，生活本就不该那么僵化。如果你不想在某个特定日期安排某个餐食，我们的计划允许你混合搭配食物、选择替代品，用奶油般口感的果昔或其他零食代替。你也可以重复享用自己最喜欢的餐食。

当你没有做好充分准备工作却仍想要赶紧吃到东西时，我们也有快速餐食食谱来应对这样的时刻。这些快速制作的餐点、果昔、零食和甜点是令人心动的奢华享受，让这21天的能量补充尽可能简单。

Q：我只能吃裸食吗？

A：在 21 天内我们建议只吃裸食，但是在你完成 21 天计划之后，你可以决定继续吃裸食，或者你也许会认为 50%—70%的裸食更适合你。无论你怎么决定，这种经历都会让你开始一种新的健康饮食方式。

## 裸食的生活方式是什么样的？

通过阅读时下的各种杂志和书籍，你可能已经知道健康的饮食可以为你提供更多能量。它还可以提高你的工作效率，增强大脑功能。新鲜的食物会让你自己感觉舒适，气色很好。裸食会帮你轻松地度过一天，让你下班后仍然有无穷无尽的能量，不再感觉筋疲力尽。最好的一点是你并不需要有专业的培训才能制作裸食，因为它们是这个星球上最容易准备的食物。你不会在烤箱或热锅上烫伤自己，也不需要佩戴那些看上去很奇怪的烤箱手套。最重要的是，你不需要刷锅，也不用清理那些粘在耐热玻璃盘上的烘焙食品。

我们猜你已早将各种烹饪方法谙熟于心了。这并不难，对吧？取出一个煎锅，淋上一些油，然后扔进一些切碎的蔬菜和洋葱，一直到把它们炒熟，就完成了。你甚至还可能用过烤炉。但裸食的制作方法有点不同，它们不必或者根本不需要加热。你可能想知道，既然如此我们是怎么为食物带来味道的呢？是蔬菜或水果自带的天然、新鲜的味道。食物尝起来正如它们在菜园或农场里生长的味道，再加上一些我们的独门妙计，使裸食变成不同凡响的美味啦！

Q：所有的食物都是凉的吗？

A：裸食都是凉的，这是一种误解。您可以享用一些温热的食物，包括汤、蔬菜意大利面和饮料。所有这些都可以加热，只是食物加热温度最好在 46—48℃。在寒冷的天气里，调味料是给食物"热身"的好方法。一小撮辣椒、肉桂或是生姜对温暖我们大有裨益。

厨房里有欢乐和健康等着你。我们希望利用简单优质的食材向你展示健康和美味是如何同时完成的！食物的作用不仅仅是能量补给，也不仅仅在于味蕾的满足，俗语说"人生短暂，我们应活在当下"——如果真是这样，那么准备食物的过程应该和享用它时一样令人感觉愉快。

自开始流行以来，裸食制作已经变得越来越精致了。许多年前，我们就已经迷上了裸食制作，现在它已经成为一种全球饮食现象。随着世界各地出现的裸食餐馆越来越多，这些理念也已经渗透到餐厅中。裸食变得流行的一个重要原因是它具有天然的抗衰老作用，在预防许多疾病方面也受到了大众的欢迎。裸食可以让你在身体上、心理上和精神上都感觉良好。许多好莱坞明星和运动员采用纯生素食生活方式来保持体形、耐力和健康。裸食本身是碱性的，富含维生素和矿物质，可以治愈我们的身体，使其保持最佳状态。

另一个原因是，这种生活方式包括各种新鲜、健康、简单、真实的食物——它会使任何美食餐桌都丰富无比——这与一些人认为的裸食只是芹菜和胡萝卜条的概念相去甚远。除了带来美味和视觉上的美感，裸食还可以保持消化系统的健康。裸食富含酶和高营养成分。当食物被加热超过约 46℃时，会破坏某些维生素和营养素，同时也会破坏酶。确实，我们的身体本身也会产生酶，但随着年龄的增长，我们自身产生的酶数量开始急剧下降。一些研究裸食的专家，如大卫·沃尔夫（David Wolfe）、罗伯特·欧·杨（Robert O. Young）和加布里埃尔·库森（Gabriel Cousens）博士，均认为酶受到破坏的烹饪食物会对我们的器官和胰腺造成负担。人体器官会因这种负担过度劳累，从而受到损耗。我们需要酶来促进正常消化，保持肠道健康。裸食的生活方式能够提供这些酶。食用以植物为主要原料的食物已经被用来预防和治疗许多疾病，包括某些癌症。现在一些健康纪录片中已经将裸食的饮食方式作为一种重要的治疗方式。

为了与本书的主题——使食物变得简单、容易和令人满意——保持一致，我们没有将脱水的裸食囊括进来。当你对吃裸食有了深入了解时，制作面包、饼干、曲奇和其他脱水食品会变得很有趣。我们还能制作需要时间来发酵和成熟的坚果奶酪。但这次我们有意把任何耗时的食谱都排除在外。在裸食的艺术世界中已经开发出了许多美食。今天，你可以找到裸食烹饪学校和学院，在那里你可以学习如何制作最好的植物食品。但就目前而言，我们希望把一切变得轻松自如。在有益健康的同时，我们将教你如何快速地将天然作物变成美味可口的食物。

## 裸食适合你吗？

裸食适合任何想要恢复活力和健康的人，也适合任何想要改变生活方式的人同时它还能为那些想要节省时间又要吃得美味和健康的人提供很大的帮助。

- 你有没有设定过一个关于健康饮食的个人目标和计划，最后却坚持不下来或者根本没有开始实施过？
- 你有没有对裸食产生过好奇？
- 你是否尝试过裸食但觉得它不适合你？
- 你认为吃裸食是令人不解且耗费时间的事情吗？
- 你有没有曾经一度享受裸食的生活方式，但由于某种原因没有继续尝试了？
- 你是否正在寻找改善自己健康状况的方法，无论是身体健康还是精神健康？
- 你想要补充能量并恢复充满活力的生活状态吗？
- 你想获得简单、快速、美味、健康的食谱吗？

如果你符合这些场景中的任何一项，我们都能满足你的需求。你可能觉得现在太忙了，难以改变自己的饮食方式。我们知道改变是很难的，尤其是如果你有一份全职工作，又为人父母，那么每天都难有一丝喘息的机会。有的时候你可能忙到哪怕有足够的时间去吃顿午餐或者能坐下来在餐桌上吃晚餐都是件幸运的事。你可能觉得都这样了为什么还要费尽心思去改变。你可以问问自己这些简单的问题：

- 如此下去，我的身体还能承受多长时间的压力？
- 如果没有适当地摄入营养，我的身体能坚持多久？
- 总感到疲倦和缺乏能量的这种状态持续了多久？
- 空腹状态下我可以坚持多久？

以上这些问题，统统可以用一个简单的答案来回答：当你忽视身体变化、饮食不健康的时候，你身体实际感受到的后果会比想象中糟糕得多。压力会对你的免疫系统和肾上腺造成严重破坏。如果一直耗下去，生病或心力憔悴可能会改变你的生活，击碎你的梦想。我们都是有家庭的职业女性——我们深深地理解这一点，所以能为你提供帮助。我们多次尝试裸食，也进行了多次测试，找到了让你享受21天裸食的最简单的方法，同时能助你获得身体所需的适当营养。我们真的觉得这种饮食方式会从各个方面改善你的生活。它简单、有趣、可行。关键是行之有效！

Q：食谱是几人份？

A：所有的食谱都是一人份的。如果你为不止一人准备食物，可以将配方加倍。甜点是例外，因为它们可以冷藏或冷冻起来，一份可供多人食用。你可以做一次甜点，在几天内分几次吃完。

回想一下过去一年过得多快，每一天甚至每个月似乎都是转瞬即逝。这样想想21天也将飞快度过，到最后，你已经为改善健康状况做出了重大改变，还会重新焕发活力，拥有充满积极向上的动力。更重要的是，可能你会因此防止一些迫在眉睫的健康问题。有一点可以肯定的是，你在改善健康、获得长寿和幸福方面走上了一条正确的道路。

责任感会成为你成功的关键。可以邀请家人或朋友与你一起进行为期21天的健康"充电"，有朋友帮助你保持动力的感觉真是极好的。

*如果你想让它简单，生活就可以变得简单。*

## 这本书包含哪些内容?

◎ 上百种美味、易于遵循的裸食食谱果汁、早餐、午餐、晚餐、零食和甜点。

◎ 以周为单位的购物清单,节省时间和金钱。

◎ 一周一览的菜单计划,可以混合和匹配膳食,或只是按照书面计划行事。

◎ 食品材料清单,以便你快速找到所用食材。

◎ 节省时间的实用理念,包括提前为工作日果昔或果汁制作和准备食材的方法。

◎ 启迪心灵和鼓舞人心的信息,让你保持积极。

◎ 一些锻炼理念,助你轻松融入忙碌的一天。

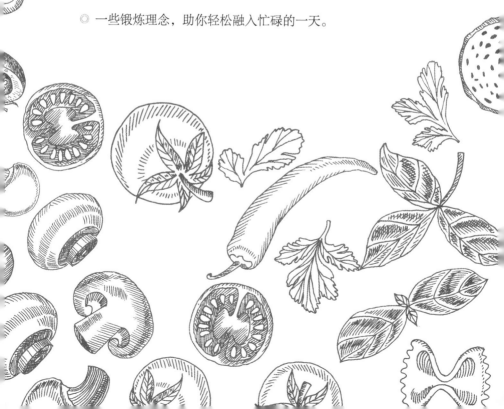

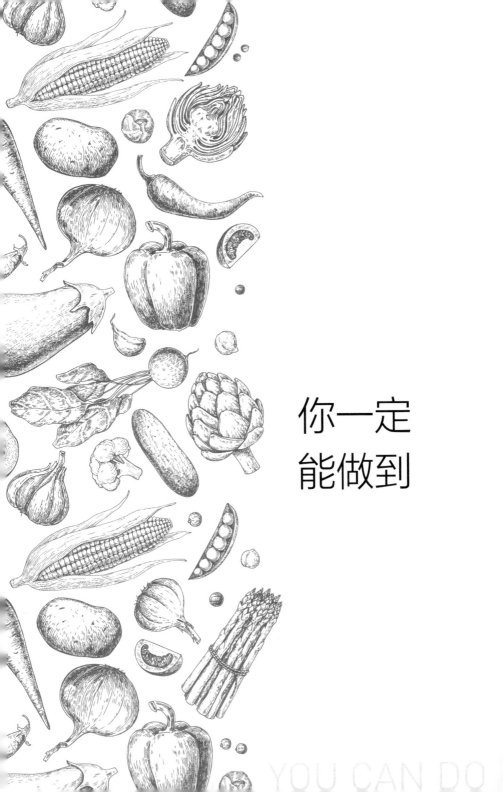

你一定
能做到

## 现实生活

事实上，我们经常会在饮食方面做出糟糕地选择；我们也经常由于懒惰和以没时间为借口来推迟日常锻炼。但是，如果我们多次屈服于有害食物的诱惑或逃避每天的运动，会有什么危害？答案是免疫系统崩溃，我们会生病！如果想要越来越好而不仅仅是生存下来，我们必须做出一些改变。想要更健康，就最好不要食用加工食品和含有化学物质的食物。我们需要运动，少喝酒，不吸烟。所有这些建议都将为我们的生命增添美好的岁月。想要吹灭百岁生日蜡烛的这个想法是不错，但我们现在要的是在任何年龄都保持健康——而裸食可以为我们的生活增添动力。

在进行了一些饮食改变、坚持日常锻炼、积极思考之后，会获得以下的诸多益处。

- 避免疾病、疼痛，以及身体的不适
- 变得精力充沛，感觉更强壮
- 头脑变得更清晰
- 改善心情，减轻压力
- 拥有容光焕发的肌肤
- 可以减去多余的脂肪

- 拥有更好的睡眠

- 可以对抗感染和炎症

- 看起来更年轻，自己的心态也更年轻

- 更好地享受生活

- 有更多时间与所爱的人共度美好时光

- 有时间完成并实现你的梦想

- 感受到更多的自信

- 把钱花在你想要的东西上而不是药品上

- 活得更久、更快乐

## 给忙碌的人

即使你喜欢烹饪，当漫长的一天工作结束后，也会懒得在厨房花费几个小时准备晚餐。在下班回家的路上买点快餐可能是最常见的选择，但不是最健康的选择。相比之下，如果可以在 10—15 分钟内完成一顿令人满足的健康膳食，并且所有食材都已经在你的厨房里了，你会如何选择呢？你会选择一进家门就飞快踢掉鞋子，换上舒适的家居服，做一顿快速营养晚餐吗？这就是我们创造简单菜肴的根本原因。易于理解的新鲜创意食谱将帮助你兑现曾经做过的承诺——更好地照顾自己。裸食不一定要复杂。热爱烹饪与否，我们简单、实用的食谱对你都适用。购物和做计划可能是准备一顿餐食中最紧张的一部分，好消息是我们已经为你完成了这部分工作。我们的每周购物清单、厨房必需品和裸食食材清单，将确保你拥有所有所需的食材，能够在几分钟内制作简单、美味的食物。

我们生活在一个纷繁忙碌的世界，即使我们想要通过锻炼和正确饮食来保持健康，但有时却发现要做的工作实在太多，连坐下来弄清楚我们今天要吃什么的时间都没有——更不用说为整整一周的饮食作打算了。当我们对要吃的东西没有计划，就会任由自己随便拿点垃圾食品，因为当我们饿了的时候手边根本没有健康食物可选。即使是蛋白质能量棒也可能含有糖分；一杯咖啡会对我们的肾上腺施加更多压力从而造成适得其反的效果；快速代餐饮料不能带来持久的健康……我们倡导吃真正健康的食物！戒掉那些用你叫不出名字的化学成分制成的加工食品，这些食品会造成肥胖和疾病。要从根本上拥有健康，我们必须吃未加工的新鲜食物。只要吃的食物正确，你就可以预防许多疾病。如果你赶时间，需要赶紧吃点东西，我们有很多健康的零食食谱。没有人真的愿意准备两顿不同的饭菜，一份给家人而另一份给自己，但是我们的饭菜可以很快准备好，所以你可以先给自己准备，这样在给家人准备饭菜的时候你的食物也在等着你。如此一来，便不会忍不住诱惑打破你的 21 天承诺。当然，如果你的家人愿意吃这些美味的餐食那就更好了。

Q：我可以在实施 21 天计划的期间在外面就餐吗？

A：可以。我们发现大多数餐厅都会根据你的需求调整餐点。记得保持食物的生鲜状态。沙拉是个不错的选择。你可以要求服务员将鸡肉替换成牛油果，可以要求吃正餐分量的沙拉而不是配菜沙拉，可以要求服务员查看下厨师是否可以为你准备一份全是蔬菜的食物——他们厨房里的任何新鲜蔬菜都可以。在意大利，一大盘菜花、西蓝花、黄瓜和其他当季蔬菜，配上上好的橄榄油和海盐的拼盘，被称为 Pinzimonio。如果你遵循我们的建议并在点餐时多加注意，你是会得到满足的。如果你仍觉得需要更多的食物，你可以回家随便吃点裸食零食或甜点。在餐厅点餐时，你越是坚定地提出自己的需求，你的家人和朋友越是会对你所吃的东西有好感。很多时候，餐桌上的朋友说他们希望点和我们一样的餐食。

忙碌的人崇尚高效，我们将向你介绍一些技巧，让你的用餐变得轻松快捷。老实说，为自己多花几分钟你会感到更快乐。保持健康有助于提高工作效率，减轻压力。裸食专为拥有忙碌日程的人士而打造。这本书中有宝贵、省时的建议、开胃的食谱、必备储藏食材、每周购物清单、一周一览表和精心策划的日程安排，你只需要信守 21 天的承诺，遵循简单的食谱，最后实现你想要的结果。

## 成功的五个步骤

1. 尽量将食品主要原料按照清单上的原料买全，然后根据购买清单每周购买一次。这样，你就拥有每周所必需的食材。

2. 按照书中食谱的说明进行操作。有些可以提前做，有些则需要花 10 分钟左右的时间准备。

3. 如果你不想准备每周食谱图表中的其中一餐，那也没问题。从"零食"章节中挑选简单的五分钟食谱替代，如西葫芦丝或可可香蕉果昔，你将在几分钟内享受到另一种令人满意的美食。

4. 如果你和朋友一起外出就餐，我们会告诉你如何让你的外出用餐变得简单可口，并且仍然保持原汁原味。

5. 我们教你如何在厨房中利用自己的空间，轻松地将你吃的食物和家人吃的食物隔离开来。这是你的时间，照顾好自己也很重要。

想说的就这么多啦。我们为你计划好一周的菜单，为你提供购物清单，只需使用基本的厨房工具，你就可以立即准备好餐点。顺便说一句，如果你觉得下班回家后把蔬菜切碎看起来像是一件苦差事，请记住，切碎、切块这一举动可以在平静的心态中完成，这也是一种缓解压力的好方法。

通过正确的方法，任何人都可以改变自己的饮食习惯，裸食的饮食方式非常容易遵循，它是助你成功的最好工具。请记住，裸食的饮食方式不等同于排毒、清肠，也不是节食或临时修复。排毒的前几天通常会让你感觉比较差，然后才会觉得好转，而有些人因为无法忍受前面的这几天而过早放弃。而裸食的方法会让你即刻就感觉更好。即使你完成了21天计划，也很容易将其作为终身的改变。无论你选择如何使用这个计划，你一定会感觉更好，还会有一些可以永久使用的美味食谱。

Q：在为家人做饭的时候，这个计划会不会难以维持？

A：按照我们的方法，即使你正在为家庭成员烹饪不同的食物，也可以轻松地遵守计划。我们建议你在家庭用餐开始之前先准备自己的食物。这样每个人都可以同时坐在餐桌旁一起享用美食。如果你的食物在你为家人做饭之前已经准备好了，那么你就不会轻易被为家人做的食物所诱惑，因为你的食物会更有吸引力。这也是向家人介绍一些裸食的好时机。

## 更好地消化

许多人消化不良，进食后会产生较长一段时间的饱腹感。这是由于煮熟的食物已经失去了它们含有的酶，所以餐后的一段时间内，未经消化的食物会留在体内。但如果食物被适当地消化掉，它就不会长时间留在胃里。只要你遵循我们的一些建议，裸食可以帮助你建立一个健康的内部生态系统。我们强烈建议你慢慢进食并彻底咀嚼，直到食物完全分解成液体形式。只有小口咬、仔细咀嚼，食物才能更好地消化。在吃羽衣甘蓝、芥蓝、卷心菜、西蓝花、菜花等十字花科蔬菜时，咀嚼是最重要的，除非咀嚼得仔细，否则它们可能难以被消化。当饮用蔬菜汁或果昔时，纤维会被分解，这也有助于消化。如果你发现自己有消化问题，请食用消化酶，并在进食前或进食后按照说明服用。我们也建议你购买发酵食品，如泡菜、酸菜或红茶菌。在日常饮食中增加一些发酵食品有助于建立健康的内部消化系统，以快速消化食物。发酵食品也具有很高的营养价值。每天一汤匙素食发酵蔬菜或半瓶红茶菌应该足以让你的消化吸收起作用。发酵食品也很容易在家里制作，但为节省时间你可以在健康食品商店或网上找到美味的裸食产品。

## 意识练习

有意识地选择食物是健康的重要组成部分。当你坐下来吃饭时，要注意你盘子里的食物。大多数时候我们都不假思索就开始进食。在开始吃饭之前，先抽出片刻看看盘子里的东西。做几下深呼吸，放松肩膀、身体和心灵。专心吃饭将帮助你在饮食上做出更好地选择，有意识地咀嚼，少吃，会更有满足感。吃得太匆忙会导致压力性进食，这也是暴饮暴食的最大元凶之一。当我们的身体处于压力状态时，会产生过量的皮质醇，这种激素会增加我们的食欲。深呼吸将有助你做出更好地选择并帮助缓解压力。当你在一天中感到压力时，可以使用这种深呼吸方法。通过这种练习，可以增强你的意识，并更好地控制压力。

## 加强锻炼

如果你已经在进行锻炼了，请继续保持。如果你没有锻炼的习惯，我们希望你每天做一些事情来改善你的肌肉张力和灵活性。做以下任何运动都可以：步行是最好的体育锻炼之一，尝试每天至少步行 30 分钟，坚持 21 天，每周步行的时间都增加一点；你也可以选择做 21 天的俯卧撑，如果你的上肢力量不足，可以将膝盖支撑在垫子上，尝试结合俯卧撑或仰卧起坐来帮助增强核心力量，在 21 天内逐步增加俯卧撑和（或）仰卧起坐的次数。如果你大部分时间都坐在办公桌前，建议每半小时起身一次，在办公室里走动一下。喝点水，去趟洗手间，尽一切可能每天运动。如果你已经有一个健身计划，请务必在 21 天内继续，你会发现自己的精力变得越来越好。

## 保持体内水分

保持体内的水分非常重要，因此我们找到了一种简单的方法可以饮用更多的水。我们推荐水饮和冰块。

### 水饮

在装有过滤水的罐子中加入以下任何一种材料，封上盖子，放入冰箱直至食材的味道溶入水中。

#### 材料

**黄瓜和柠檬**

**芹菜**

**罗勒**

**3 种不同的浆果**

**薄荷和柠檬**

**菠萝**

**姜和柠檬**

### 冰块

#### 方法

将过滤水倒入冰块模具中。将一小片柑橘和蓝莓或草莓放入水中，冷冻。也可以试试薄荷、罗勒或其他草本植物和水果。

在你的冰箱里放一些盛满水的玻璃保鲜罐，以便可以随时拿取。喝水是最重要的日常习惯之一。如果你不习惯全天时常喝水，上述的水饮和冰块制作方法有助于你多喝水。健康权威专家建议每天喝 8 次水，每次 240 毫升左右。如果等到口渴才去喝水，其实你已经脱水了。

*喝水是每天的工作*

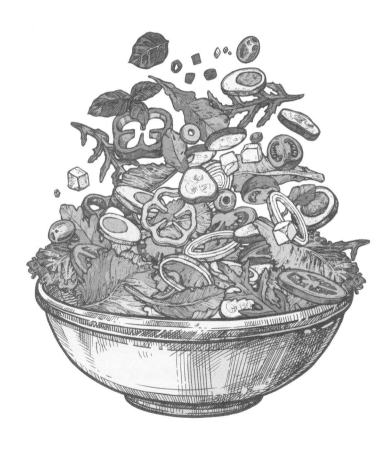

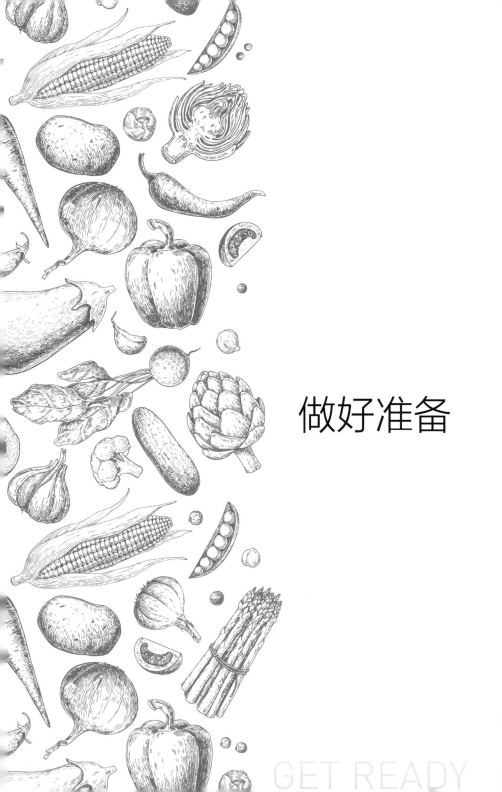

做好准备

GET READY

## 设备

裸食食物需要的基本设备是破壁机、食品料理机、锋利的菜刀和砧板。

大多数食物都可以用锋利的刀和砧板完成。然而，为了合适的口感，食品料理机也很重要，它可以在几秒钟内完成切碎的动作；破壁机是另一个必需品，它将有助于制作果昔、调味品和混合酱汁。本书不含脱水食物的食谱，但如果你碰巧拥有食物脱水机，那么可以在脱水机中加热一些食物。另外，我们的汤和热饮也可以在炉灶上进行加热，但要记住加热不超过约 47℃ 的规则，和体温一样的温度是比较理想的。

## 储藏室主要原料

食谱中会反复出现某些原料，如果橱柜里已经有了这些必需品，你只需要每周添加一些新鲜的产品进来即可。为方便起见，尽可能一次性购买这些材料。如果一次无法购买所有主要原料，你的购物清单会提醒你哪周需要它们。检查你的储藏室，看看你是否已经拥有其中一些物品。大多数人的橱柜中都会有调味料、油和其他常见物品。

| 21 天内需要经常使用的材料（待储存） | | | | | |
|---|---|---|---|---|---|
| 生杏仁 | 约 450g | 风干番茄，无油未经焙烧的 | | 豆蔻粉 | |
| 生腰果 | 约 450g | 海苔片 | 约 450g | 混合辣椒面和辣椒粉 | |
| 生核桃 | 约 450g | 法式第戎芥末酱 | 约 220g | 肉桂粉 | |
| 生山核桃 | 约 220g | 酸豆 | 约 110g | 孜然粉 | |
| 生松子 | 约 220g | 黑橄榄 | 约 220g | 咖喱粉 | |
| 无糖椰片 | 约 190g | 椰子油 | 约 220g | 大蒜粉 | |
| 南瓜子 | 约 450g | 瓶装特级初榨 | | 普罗旺斯香草 | |
| 生葵花籽 | 约 450g | 橄榄油 | 约 450g | 意大利调味料 | |
| 亚麻籽 | 约 450g | 瓶装芝麻油 | 约 140g | 洋葱粉 | |
| 生杏仁奶油 | 约 340g | 罐装素食蛋黄酱 | 约 140g | 彩椒粉 | |
| 奇亚籽 | 约 220g | 罐装生芝麻酱[1] | 约 140g | 熏制红辣椒粉 | |
| 可可粉 | 约 450g | 瓶装无麸质酱油[2] | 约 280g | 海盐或喜马拉雅山岩盐 | |
| 无麸质燕麦 | 约 450g | 瓶装苹果醋 | 约 450g | 姜黄粉 | |
| 枸杞果 | 约 220g | 盒装椰奶 | 约 450g | 纯香草精 | |
| 蔓越莓干或 | | 食用红皮藻 | | 纸箱装椰子水 约 450g | |
| 樱桃干或葡萄干 | 约 220g | （全叶或片状都可） 约 56g | | 绿茶 | 1 盒 |
| 纯枫糖浆或甜味剂 | 约 450g | 营养酵母 | 约 110g | 过滤水 | |
| 瓶装椰枣 | 约 450g | 黑胡椒 | | | |

[1] 黎巴嫩地区的芝麻籽研磨成的白芝麻酱，口感绵密滑顺，芝麻香味浓郁。
[2] 一种来自日本中部地区的酱油，比传统的酱油颜色更深，味道更浓厚。

## 非裸食的原料

虽然"保持原生"是我们的座右铭，但许多裸食制作过程中难免会使用一两种非裸食的原料。在我们的食谱中也使用了这样的一些原料，因为我们觉得它们含有维生素和矿物质，可以"将功补过"。非生鲜的材料包括枫糖浆、营养酵母、无麸质酱油、无麸质麦片、法国第戎芥末酱和素食蛋黄酱。营养酵母和枫糖浆不仅可以增加风味、还能提供充足的维生素和矿物质，它们都是你在加工食物时很好的选择。营养酵母有奶酪的味道，含有 B 族维生素和 18 种氨基酸。我们没有营养酵母的替代品，所以如果你不想使用它的话，可以从食谱中删除。我们在几个食谱中提到了法国第戎芥末，如果你不想使用，可以尝试用芥末粉或芥末籽来自己制作替代的芥末酱。腰果是可以做成蛋黄酱的神器，但如果你不想从头开始制作（或没有时间制作）自己的芥末和蛋黄酱，商店购买的芥末和素食蛋黄酱可能对你来说是节省时间的最好选择。无麸质酱油实际上是味噌在发酵过程中产生的液态副产品，具有大量的来自发酵大豆蛋白的氨基酸，它有助于消化水果和蔬菜，同时富含多种矿物质。另外，它还是维生素 B3、蛋白质、锰元素和胰蛋白酶的良好来源。我们发现它的味道比市场上其他同类产品好得多。不过，椰油氨基酸是它很好的替代品。

如果你对坚果过敏，可以用种子类食物替换一些含有坚果的食谱。

## 小贴士

在 21 天内，将破壁机和料理机放在台面上以便快速取用。如果你有浸入式搅拌器，它适用于少量调味品的制作。如果早上你没有时间清洗这些设备，可以在使用后将肥皂水放入破壁机或料理机中，这样在您回家后就可以轻松清理了。

要了解自己的口味偏好，你并不需要长年的烹饪培训。我们鼓励你在使用每份食谱的时候发挥自己的嗅觉、视觉和味觉。你可能喜欢多放或少放大蒜，多用或少用盐和胡椒，抑或是多放或少放甜味剂。如果你不喜欢某种香料或蔬菜，可以将其替换为自己喜欢的一款。你甚至可以根据自己的喜好随意调整任何调味料。把你的食物摆好盘，让它看起来很漂亮，因为它会给一个特别的人享用——这个人就是你！我们认为摆盘很重要，如果菜看好看，那么你的大脑很可能就会向你的味觉发出愉悦的信号。

如果你不想自己制作杏仁奶，也可以在超市购买。请检查包装盒上的配料，并确保购买不含糖的产品。我们认为自制的食品口味更好，不经加工使其更健康。但是，我们也理解时间上的限制，所以按照对你来说最简单的方法执行即可。一旦尝试了自制的杏仁奶，你会发现它的制作过程其实非常简单快捷，而且味道浓郁，口感顺滑。

不要对食谱中的配料数量产生抗拒，仔细看看你会发现许多成分都是草本植物和调味料，这会让食物的味道更加丰富且更具营养价值。各种配料可以用食品料理机或破壁机切碎，让机器为你完成烦琐的工作。我们向你承诺，无论从健康价值还是美味程度来讲，这顿花费10—15分钟准备的餐食是非常值得的。

如果你在本书中找到了特别喜欢的一个沙拉酱配方，那么可以在制作时加倍用量，并将其用于其他沙拉。在把蔬菜切碎的时候，你可以多切一部分为第二天做准备，并将它们密封在一个密闭的玻璃罐中，这样可以节省时间。已切碎的蔬菜保存不要超过两天，因为那样的话维生素可能会流失。

你会注意到有的食谱中使用了一些相同的成分，这节省了你在市场花费的时间和金钱。一个食谱可能需要四分之一的红甜椒，而同一周或者下一周的另一个食谱可能需要一半的红甜椒。因此，在这种方式下，你每周购物清单中的大部分食物都能被用完。一些剩余的食材可以放在下一周备用。为了保持绿叶菜和蔬菜的新鲜，可以将它们用纸巾包起来，放在塑料袋里，然后冷藏。在购买下一周的食材之前，请检查一下剩余的蔬菜和水果，这样你就不必重复购买已有的蔬菜和水果了。

并非所有的裸食都是冷吃的。食物和饮料可以在灶台上稍微加热，以保持其中所含的酶，就像加热婴儿的奶那样，触摸时感到温暖但不烫手。在寒冷的月份，可以加入一些温暖的香料，如大蒜、生姜、红辣椒、肉桂等。在装盘前将盘子或碗加热一下也会给你的食物带来温暖的感觉。

## 浸泡的信息

在准备一些食谱时，坚果、种子和干番茄需要浸泡，这就是我们所谓的被动时间，这意味着你不必参与这个过程。在你外出时或睡觉时把它们放在水中浸泡，不会占用你日程表上的任何时间。你需要做的就是把坚果放在一个碗里，用过滤水没过它们——它们会自己完成工作的。食谱的准备需要大约 10—15 分钟，这不包括浸泡时间和从橱柜或冰箱中取出配料的时间。

当坚果和种子被浸泡后，它们会中和酶的抑制作用以便产生有益的酶，从而更好地促进消化。检查一下每周食谱，一次性浸泡三天用量的单一品种坚果可以节省时间。浸泡完成后，可以将坚果冲洗干净，沥干，然后存放在带有密闭盖子的罐子里。在冰箱中最多存放三天，然后在下次使用前冲洗干净。如果你在三天内不使用该种坚果，必要时可以把它们冷冻以备后用。

布置好你的厨房非常重要。把厨房的一个橱柜清理干净，专门存放裸食的材料。如果你没有额外的橱柜，请购买一个大塑料箱来保存你的食材。能够快速拿取意味着你非常清楚所有东西的存放位置，这样可以更高效地准备你的膳食。

准备膳食时的经验法则：在开始准备膳食之前，将食谱中列出的所有食材和调料放在厨房柜台或工作台上。对此，法国有一个烹饪短语"mise en place"，意为将食材各就其位。这种方法在专业操作和家庭厨房中使用，指的是在准备一道菜肴之前安排好所有必需的食材。

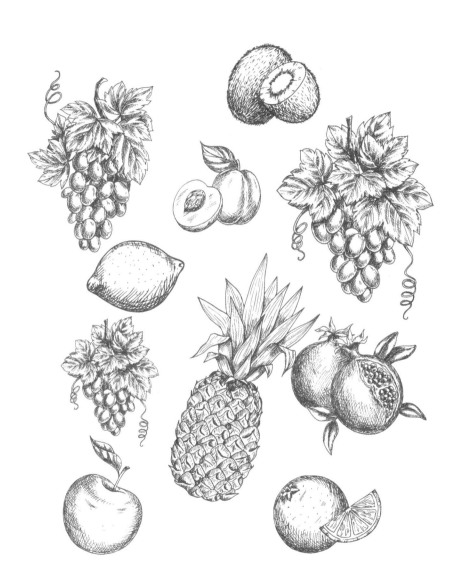

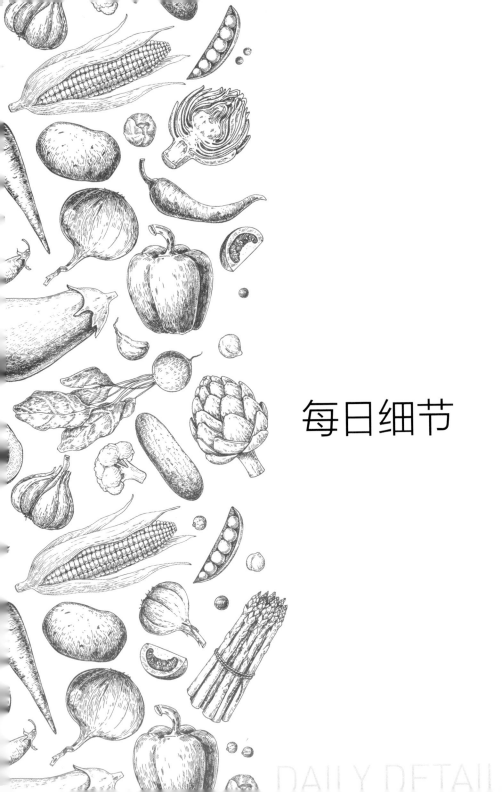

每日细节

你需要考虑自己能吃多少食物。早餐可以丰盛些，因为可能直到午饭前你都没有什么时间来杯果昔。如果是这种情况，那就利用自己的经验，听从自己的身体。获得足够的营养以保持活力是很重要的，所以最好每天少食多餐以保持新陈代谢的稳定。当谈到适量的食物时，这个"适量"是因人而异的。裸食计划实施后的几天内你就会清楚这个话题所说的内容。

每个食谱的度量都是为一个人设计的，但如果你选择少吃一些，那就吃最适合你的食物。如果食谱中的食物对你来说量太少，可以随意添加或吃点裸食零食。每天吃三餐加零食有助于保持新陈代谢的平衡，所以尽量不要错过任何一餐。如果你的家人正在和你一起吃裸食，请将食谱加倍或加量。从测试过的许多案例中，我们了解到很多家庭全家人都喜欢这些美食，甜点尤其受到青睐。

**觉醒**　我们建议你将饮用下面这款饮品作为日常习惯，空腹喝。这款水饮饮料富含维生素，可通过清除毒素来碱化身体。它还可以强大你的免疫系统，中和自由基，减少腹胀，改善消化，让你的皮肤焕发光彩。你可以在饮用完毕等待 30 分钟后再食用固体食物。一条有益的经验是在你醒来之后，洗澡或穿好衣服之前立即喝这种"神仙水"。这样你正好可以在洗漱的 30 分钟的时间后再吃早餐或果昔。

230ml 或更多的纯净水

1/2 个柠檬的柠檬汁

1 茶匙苹果醋

红辣椒粉（根据口味添加）

1 茶匙枫糖浆或甜味剂（不含白糖）

（一旦你习惯了这种味道，也可以不需要甜味剂）

做法

将所有成分放入玻璃杯中搅拌混合。或者，将其置于带有紧密盖子的罐子中并摇晃均匀。

果昔　果昔能为你提供能量并让你保持清醒。你还可以根据自己的意愿用一杯果昔代替早餐，或者作为下午茶。你的大脑会因此感谢你（参见"简单又美味的果昔"章节）。

早餐　早餐是重要的一餐。它为你在一天里如何对待自己定下了基调。我们的细胞需要被供给，以免我们的能量被耗尽。早餐开启了我们的新陈代谢系统，使你保持一整天的旺盛精力和能量平衡。你的早餐既可以是果昔也可以是我们推荐的早餐食谱。你也可以在早上吃任何一种喜欢的水果，只吃一种水果，想吃多少吃多少。

午餐　在一天的中间，午餐能重新激活你的身体，帮助你集中精力。午餐对于保持新陈代谢活跃也很重要，能使你保持活力。我们知道要花时间吃一顿像样的午餐并不总是那么容易。如果你的午餐只有蛋白质棒和咖啡，一两个小时之后你的情绪就会陷入低谷，所以这不是你要选择的方法。我们的午餐将带你度过漫长的一天，并能在下午晚些时候依然为你提供最佳的能量。这些午餐中大部分都可以在前一天晚上快速准备好并储存在冰箱中，这样便可在第二天享用即食营养午餐。

晚餐　晚餐一般是不会受时间限制的，你可以坐下来慢慢享用美食。无论你是在家吃饭还是与朋友外出就餐，你都可以在漫长的一天后让你的精神得到滋养。我们设计的晚餐食谱是简单的餐点，大约需要10分钟左右的时间准备，让你既可享用美食又有充足的时间享受轻松的夜晚。如果要为他人准备食物，请记得先准备你自己的餐食，这样你就不会想吃21天菜单之外的东西了。如果对你来说晚餐一般不是你的放松时间，请研究下如何改变这种情况。要知道，没有什么比滋养自己更重要的了。只有你强壮健康，才可以更好地为他人服务。

零食　对于很多人来说，零食可能是让你走上错误道路的开始。但对于你来说，裸食的零食不仅美味，相比于大多数其他小吃，它们还对你有益。它们的制作简单迅速，当你觉得需要马上吃点东西时，它们可是伪装起来的福利。即使一块水果也可以制作出美味的小吃。购买时令水果，并在它们完全成熟时食用。水果应该在厨房柜台上成熟，而不是放在冰箱里。优质、多汁、成熟的水果是奢侈的，我们的零食会让您心满意足，且无须怀有罪恶感。

甜品　甜品是生活中最好的调剂元素之一，如果你喜欢甜食，你会非常喜欢这些食谱。只需一点点，你的欲望就会得到满足，因为它们含有丰富的营养成分，比非裸食制成的甜点能更快地满足你的需求。谁能想到营养品和甜点这两个词可以同时出现？甜点做好一次后可以分多次食用。可以把它们冷藏或冷冻起来，这样当你感觉到对甜点的渴望时，拿出冰箱后一会儿就能准备好——或者在某些情况下即取即食。我们建议你在第一周制作1—2道甜点，这样在21天里，当你想要善待一下自己的时候，就可以随时吃到它们。我们的健康甜点可以帮你消除对不健康甜点的渴望。

作为在你之前历经过裸食的女性，我们在此为你呈上裸食活力。

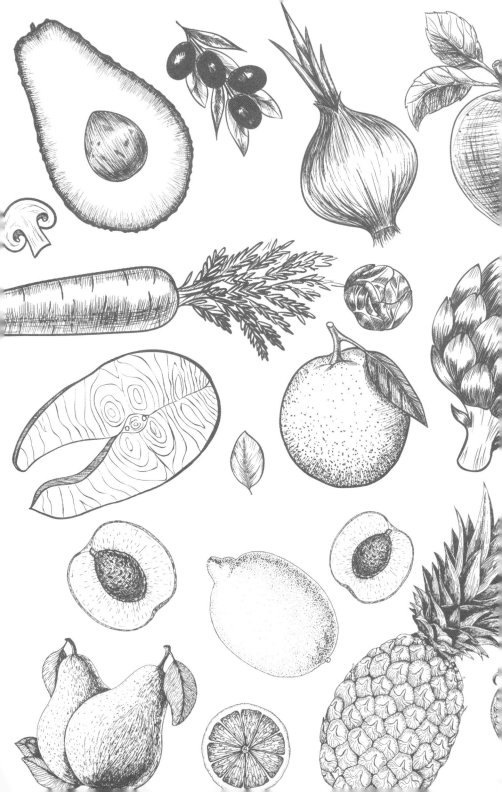

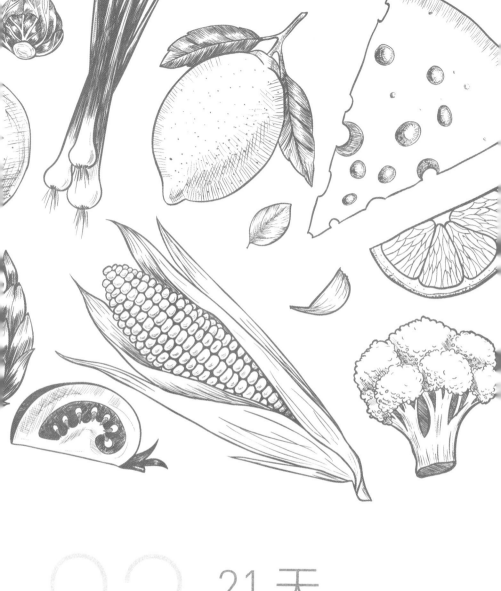

02　21 天
　　　计划总览

THE 21-DAY PLAN

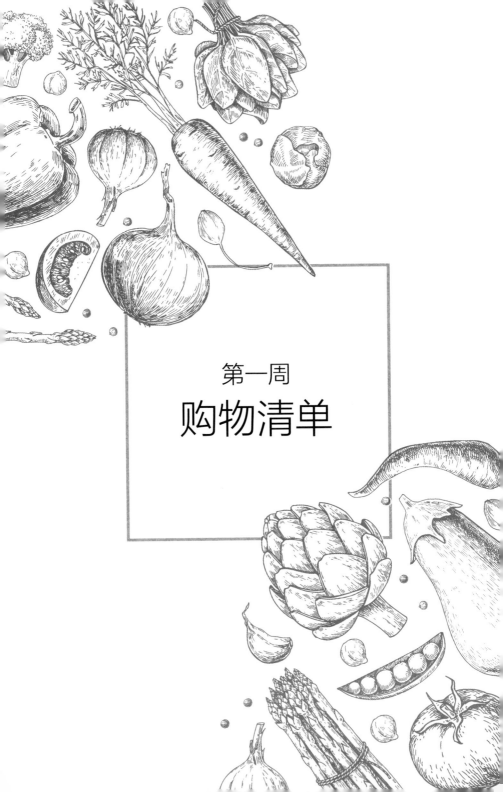

第一周
# 购物清单

| | 早餐 | 零食 | 午餐 | 零食 | 晚餐 |
|---|---|---|---|---|---|
| 第1天 | 奇亚籽布丁 | 零食或果昔 | 甘薯漩涡 | 零食或果昔 | 一碗端 |
| 第2天 | 热带天堂配腰果奶油 | 零食或果昔 | 超棒的传家宝番茄沙拉 | 零食或果昔 | 西葫芦丝 |
| 第3天 | 热带果缤纷 | 零食或果昔 | 西葫芦泥卷 | 零食或果昔 | 酿褐菇 |
| 第4天 | 苹果日出 | 零食或果昔 | 容光焕发排毒沙拉 | 零食或果昔 | 芝士"面条" |
| 第5天 | 超级水果碗配种子 | 零食或果昔 | 西班牙风味沙拉 | 零食或果昔 | 西葫芦意大利饺配番茄香蒜沙司 |
| 第6天 | 快速格兰诺拉麦片配杏仁奶 | 零食或果昔 | 泰式奶油汤 | 零食或果昔 | 三色甜椒沙拉 |
| 第7天 | 早餐布丁 | 零食或果昔 | 羽衣甘蓝凯撒沙拉 | 零食或果昔 | 胡萝卜奶油暖汤 |

　　为方便购物，请使用手机拍下每周购物清单。每周的购物清单中都不包括制作零食、甜点和果昔的材料，这些每周留给你来做选择。我们建议你拍下所需的零食、甜点和果昔食谱，并将其作为购物清单的附加信息。

　　如果你已经购买了前文中"储藏室主要原料"列表中的所有物品，那么只需直接购买农产品清单上的材料就好了。如果有前一周剩余的食品，则无需再次购买这部分产品。

# 购物清单

| 储藏室主要原料中的坚果和种子类食物食材 | | |
|---|---|---|
| 杏仁 | 无麸质燕麦 | 南瓜籽 |
| 腰果 | 营养酵母 | 向日葵籽 |
| 奇亚籽 | 松子 | 核桃 |
| 亚麻籽 | | |

| 储藏室主要原料中的香料、调味料和便于储存的食材 | | |
|---|---|---|
| 杏仁奶油 | 椰子片（无糖） | 椰枣 |
| 黑橄榄 | 椰奶 | 洋葱粉 |
| 酸豆 | 孜然粉 | 圆辣椒粉 |
| 豆蔻粉 | 第戎芥末酱 | 风干番茄（无油） |
| 干辣椒片 | 蔓越莓干或葡萄干 | 芝麻酱 |
| 混合辣椒粉 | 特级初榨橄榄油 | 塔迈里酱油 |
| 苹果醋 | 枫糖浆 | 香草（纯提取物） |
| 肉桂粉 | | |

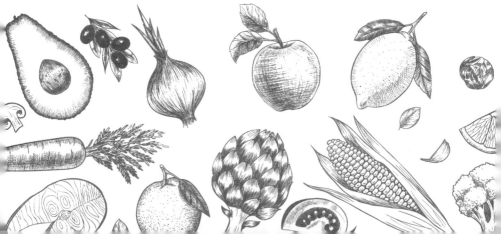

## 农产品食材

| | | | |
|---|---|---|---|
| 红苹果 | 1个 | 意大利欧芹 | 1把 |
| 绿苹果 | 1个 | 墨西哥辣椒 | 1个 |
| 芝麻菜 | 1袋或1小把 | 羽衣甘蓝 | 若干 |
| 牛油果 | 3个 | 柠檬 | 6个 |
| 香蕉 | 2根 | 柠檬草 | 1根 |
| 新鲜罗勒 | 2把 | 青柠 | 2个 |
| 甜菜 | 1个（小） | 香菇 | 3个（中等大小） |
| 甜椒 | 橙色1个； | 木瓜 | 1个 |
| | 红色2个；黄色1个 | 菠萝 | 1/2个（如果有一整个菠萝，可切成两半，冻另一半用于制作冰果昔） |
| 浆果类水果 | 约453克 | | |
| 卷心菜（紫色或白色） | 1个 | 罗马生菜 | 1把 |
| 皱叶橄榄 | 1个 | 迷迭香 | 1束（鲜）或1罐（干） |
| 胡萝卜 | 8根 | 小葱 | 1把 |
| 芹菜 | 1束 | 菠菜 | 约226克 |
| 玉米 | 1根（新鲜）或1袋（冷冻） | 红薯 | 2个（中等大小） |
| 英国黄瓜① | 3根 | 樱桃番茄 | 1小盒 |
| 波斯黄瓜② | 1盒 | 传家宝番茄③ | 2串 |
| 大蒜 | 2头 | 红色大番茄 | 1个 |
| 姜 | 1块 | 百里香 | 1把（鲜）或1罐（干） |
| 葡萄柚 | 1个 | 西葫芦 | 绿色4个（中等大小）；黄色2个（小） |
| 青葱 | 1把 | | |

① 英国黄瓜（English cucumber）通常用保鲜膜包裹售卖，长度约一英尺，约合30厘米。

② 波斯黄瓜（Persina cucumber）是中东品种，个头较小，长度一般在10到十几厘米。

③ 传家宝番茄（heirloom）：这种番茄是园艺爱好者代代相传下来的，它们是真正用种子种植、种子繁殖的，几百年来味道都没有变过，只在园艺爱好者中互相分享。传家宝番茄的口味各异，几乎每一种番茄都有自己的味道，是那种几十年前农药、肥料等还没有普及使用时的味道。传家宝番茄和有机番茄是两个概念。有机番茄指的是在栽种过程中不接触农药、化肥等物质，但是许多有机番茄并不是这种代代相传的品种。——译者注

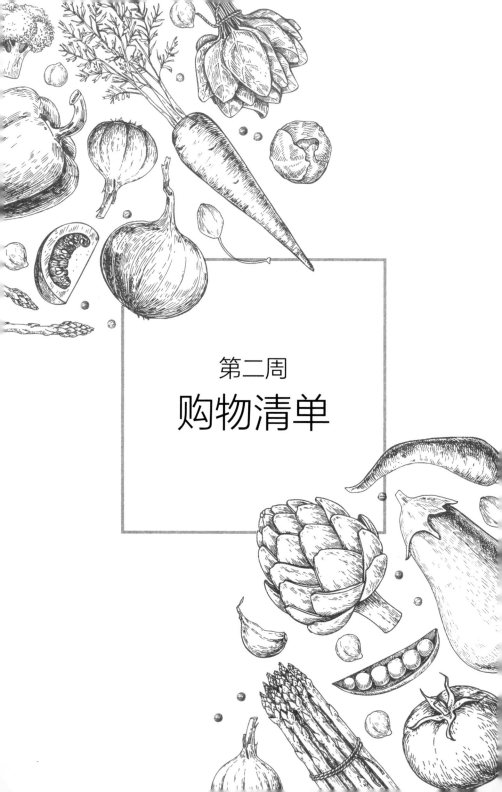

第二周

# 购物清单

| | 早餐 | 零食 | 午餐 | 零食 | 晚餐 |
|---|---|---|---|---|---|
| 第 8 天 | 奇亚籽蔓越莓燕麦棒 | 零食或果昔 | 超级凯撒沙拉 | 零食或果昔 | 牛油果酱与蔬菜棒 |
| 第 9 天 | 绿色排毒果昔 | 零食或果昔 | 切切更健康 | 零食或果昔 | 甜玉米杂烩浓汤 |
| 第 10 天 | 芒果布丁 | 零食或果昔 | 紫菜卷伴侣 | 零食或果昔 | 活力汤 |
| 第 11 天 | 香蕉果昔碗 | 零食或果昔 | 泰式沙拉 | 零食或果昔 | 酿大利蘑菇 |
| 第 12 天 | 水果果昔碗 | 零食或果昔 | 番茄盅 | 零食或果昔 | 羽衣甘蓝卷 |
| 第 13 天 | 水果餐 | 零食或果昔 | 街头塔可 | 零食或果昔 | 西葫芦丝配意大利香辣番茄 |
| 第 14 天 | 超级水果碗配种了 | 零食或果昔 | 牛油果舰 | 零食或果昔 | 辛香辣椒碗 |

当当当！第二周比第一周更有趣。你现在已经入门了。简单的购物清单，剩余的食材，你喜欢的甜点、零食和果昔将使一切变得更加容易。有着这些美食的陪伴，这一周会过得很快，同时你又将拥有一套可以永久使用的全新食谱。

# 购物清单

| 储藏室主要原料中的坚果和种子类食物食材 | | |
|---|---|---|
| 杏仁 | 无麸质燕麦 | 向日葵籽 |
| 腰果 | 山核桃 | 核桃 |
| 奇亚籽 | 南瓜籽 | |
| 亚麻籽 | | |

| 储藏室主要原料中的香料、调味料和便于储存的食材 | |
|---|---|
| 黑橄榄 | 意大利调味料 |
| 辣椒 | 椰枣 |
| 椰子汁 | 南瓜派调料或肉桂粉 |
| 蔓越莓干、樱桃或葡萄干 | 芝麻油 |
| 食用红皮藻 | 风干番茄（无油） |
| 绿茶 | 素食蛋黄酱 |
| 大麻籽 | |

## 农产品食材

| | | | |
|---|---|---|---|
| 红苹果 | 3个 | 羽衣甘蓝 | 1颗 |
| 绿苹果 | 3个 | 猕猴桃 | 1个 |
| 牛油果 | 6个 | 柠檬 | 5个 |
| 香蕉 | 5根 | 柠檬草 | 1把 |
| 罗勒 | 1束 | 青柠 | 4个 |
| 豆芽 | 1把 | 芒果 | 3个 |
| 灯笼甜椒 | 红色4个；黄色2个 | 薄荷 | 1串 |
| 浆果 | 16盎司 | 蘑菇 | 8个 |
| 胡萝卜 | 6根 | 霸王菇 | 1个（中等大小） |
| 芹菜 | 1把 | 橘子或葡萄柚 | 2个 |
| 细香葱 | 1把 | 菠萝 | 4盎司 |
| 香菜 | 1把 | 紫洋葱 | 1个 |
| 羽衣甘蓝叶 | 2片 | 生菜 | 1把 |
| 玉米 | 1根或1袋有机冷冻玉米 | 青葱 | 1把 |
| 黄瓜 | 英国黄瓜2根；波斯黄瓜1根 | 干葱头或甜洋葱 | 1个 |
| 深色绿叶蔬菜 | 1把 | 豌豆 | 1/2杯 |
| 小茴香 | 1束（鲜）或1罐（干） | 菠菜 | 1把 |
| 水果自选 | 单一品种（用作早餐） | 樱桃番茄 | 1盒 |
| 大蒜 | 2头 | 传家宝番茄 | 4个（中等大小） |
| 姜 | 1块 | 百里香 | 1串（鲜）或1罐（干） |
| 墨西哥青辣椒 | 2个 | 西葫芦 | 2个 |

如果你已经购买了前面"储藏室主要原料食材"列表中的物品，那么这里面的食材你并不是全部都需要。拍摄购物清单的照片，以及你可能想要添加到本周菜单中的任何果昔、零食或甜点的照片即可。

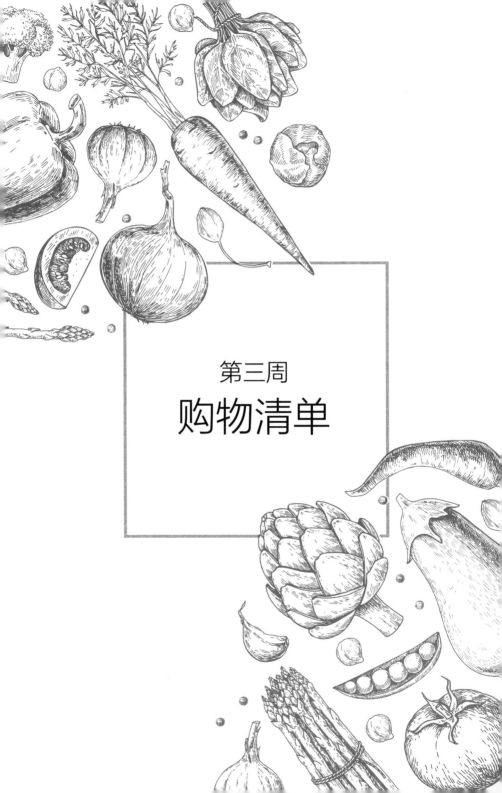

第三周

# 购物清单

|  | 早餐 | 零食 | 午餐 | 零食 | 晚餐 |
|---|---|---|---|---|---|
| 第 15 天 | 巧克力奇亚籽布丁 | 零食或果昔 | 三色甜椒沙拉 | 零食或果昔 | 泰式"面条" |
| 第 16 天 | 坚果水果碗 | 零食或果昔 | 无油豆薯条配烧烤酱 | 零食或果昔 | 番茄、黄瓜、甜洋葱沙拉 |
| 第 17 天 | 水果餐 | 零食或果昔 | 简单的三明治 | 零食或果昔 | 咖喱椰子意大利面 |
| 第 18 天 | 香蕉香草果昔 | 零食或果昔 | 苹果、紫甘蓝、甜菜沙拉 | 零食或果昔 | 温暖面汤 |
| 第 19 天 | 枸杞燕麦 | 零食或果昔 | 羽衣甘蓝卷 | 零食或果昔 | 素食沙拉 |
| 第 20 天 | 香蕉布丁 | 零食或果昔 | "面条"配亚洲酱 | 零食或果昔 | 酿红甜椒 |
| 第 21 天 | 香蕉果昔碗 | 零食或果昔 | 罐子沙拉 | 零食或果昔 | 羽衣甘蓝碎配腰果酱 |

你能相信自己已经坚持到第三周了吗？你太棒了！这一周是你飞速提升的一周。说实话，我要是你的话，此时会沾沾自喜的。

# 购物清单

| 储藏室主要原料中的坚果和种子类食物食材 | | |
|---|---|---|
| 杏仁 | 无麸质燕麦 | 向日葵籽 |
| 腰果 | 麻心种子 | 核桃 |
| 奇亚籽 | 南瓜籽 | |
| 亚麻籽 | | |

| 储藏室主要原料中的香料、调味料和便于储存的食材 | | |
|---|---|---|
| 可可粉 | 咖喱粉 | 烟熏辣椒粉 |
| 辣椒片或卡宴红辣椒粉 | 枸杞 | 番茄干 |
| 混合辣椒粉 | 普罗旺斯香草 | 姜黄粉 |
| 椰子水 | 椰枣 | |

| 农产品食材 | | | |
|---|---|---|---|
| 红苹果 | 1 个 | 大蒜 | 1 头 |
| 澳洲青苹 | 2 个 | 姜 | 1 块 |
| 牛油果 | 2 个 | 豆薯 | 1 个 |
| 香蕉 | 4 根 | 皱叶羽衣甘蓝 | 1 颗 |
| 罗勒 | 1 束 | 柠檬 | 5 个 |
| 豆芽 | 1 把 | 罗马生菜 | 1 把 |
| 甜菜 | 2 个 | 青柠 | 3 个 |
| 灯笼甜椒 | 橘色 1 个； | 薄荷 | 1 把 |
| | 红色 4 个；黄色 2 个 | 干香菇 | 4 个 |
| 浆果 | 453 克 | 红洋葱 | 1 个 |
| 西蓝花 | 1 颗 | 甜洋葱 | 1 个 |
| 紫色卷心菜 | 1 颗 | 橙子 | 3 个 |
| 皱叶甘蓝或绿卷心菜 | 1 颗 | 牛至 | 1 把（鲜）或 1 瓶（干） |
| 白色卷心菜 | 1/2 颗 | 青葱 | 1 把 |
| 胡萝卜 | 5 根 | 干葱头 | 1 头 |
| 芹菜 | 1 把 | 荷兰豆 | 1 把 |
| 香菜 | 1 把 | 球芽甘蓝 | 226 克 |
| 羽衣甘蓝叶 | 4 片 | 红薯 | 1 个 |
| 玉米 | 1 根或 1 袋有机冷冻玉米 | 樱桃番茄 | 1 盒 |
| 黄瓜 | 2 根 | 传家宝番茄 | 2 串 |
| 白萝卜 | 1 根 | 大番茄 | 1 个 |
| 小茴香 | 1 把（鲜）或 1（干） | 百里香 | 1 串（鲜）或 1 罐（干） |
| 水果自选 | 单一品种（用作早餐） | 西葫芦 | 6 个 |

如果你之前已经购买过"储藏室主要原料"列表中的物品，那么有的食材可能并不需要。拍摄购物清单的照片，以及你可能想要添加到本周菜单中的任何果昔、零食或甜点的照片即可。

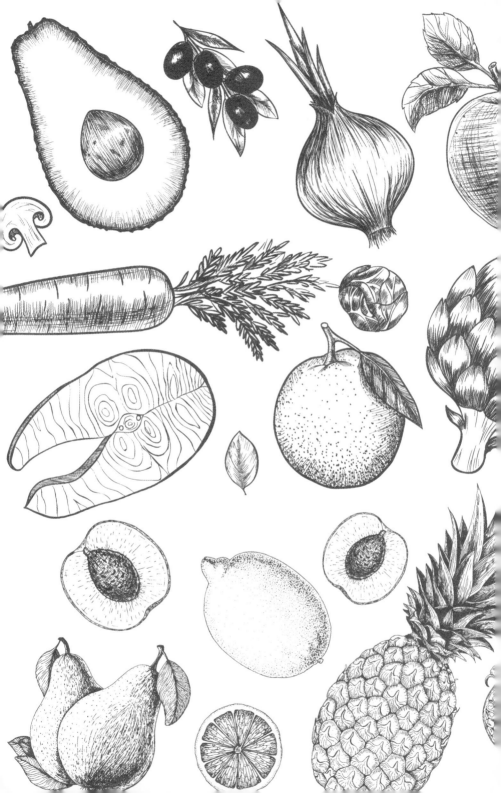

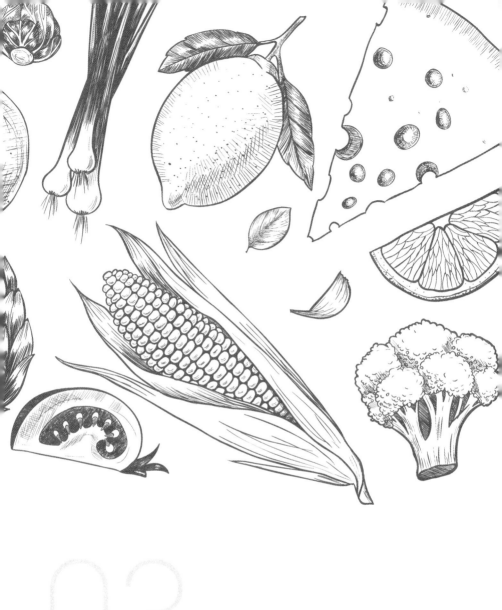

# 03 食谱

THE RECIPES

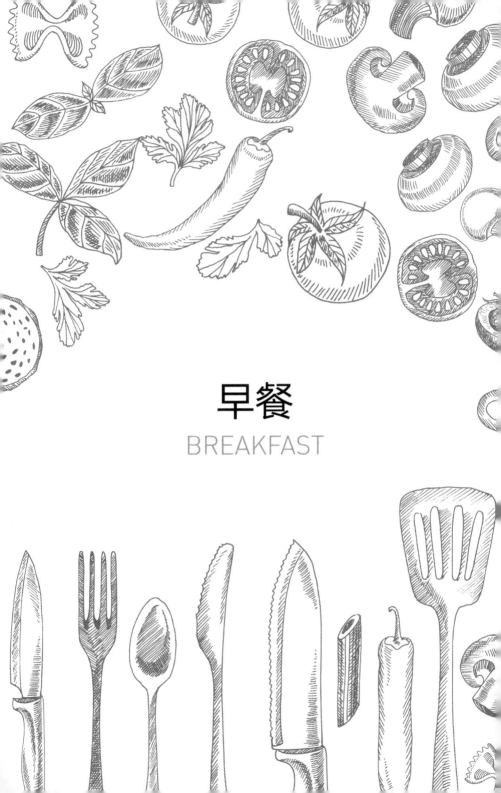

早餐

BREAKFAST

奇亚籽布丁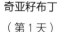

（第 1 天）

热带天堂配腰果奶油

（第 2 天）

热带果缤纷

（第 3 天）

苹果日出

（第 4 天）

超级水果碗配种子

（第 5 天和第 14 天）

快速格兰诺拉麦片配杏仁奶

（第 6 天）

早餐布丁

（第 7 天）

奇亚籽蔓越莓燕麦棒

（第 8 天）

绿色排毒果昔

（第 9 天）

芒果布丁

（第 10 天）

香蕉果昔碗

（第 11 天和第 21 天）

水果果昔碗

（第 12 天）

水果餐

（第 13 天和第 17 天）

巧克力奇亚籽布丁

（第 15 天）

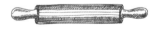

坚果水果碗

（第 16 天）

香蕉香草果昔

（第 18 天）

枸杞燕麦

（第 19 天）

香蕉布丁

（第 20 天）

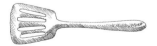

# 奇亚籽布丁

奇亚籽既美味又健康，而奇亚籽布丁每一口都顺滑，早餐吃这个绝不会让你有负罪感。这份早餐中含有丰富的抗氧化剂、蛋白质、钙、镁和纤维素。

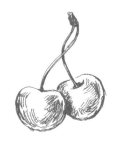

早餐，第1天
1人份

## ═══╣ 做法 ╠═══

1 将杏仁奶倒入带有盖子的碗或罐中。

2 加入奇亚籽用搅拌器搅拌均匀，或手动摇晃让奇亚籽分散均匀，防止它们聚集在一起。

3 将混合物静置 10 分钟，再次搅拌，或再次摇晃，防止凝结成块。

4 加入甜味剂搅拌均匀，再静置 10 分钟，重复以上步骤。

5 最后放入冰箱里至少储存 4 小时或一整夜。

6 第二天早上食用之前再加入浆果类水果或其他想吃的水果和坚果。

## ═══╣ 材料 ╠═══

1 杯杏仁奶（后附配方或使用商店购买的成品）

3 平匙奇亚籽

2 茶匙或更多的枫糖浆或其他可选的甜味剂（非白糖）

自选浆果或水果

> **注意** 前一天晚上把布丁准备好，这样第二天早上就可以直接吃了。

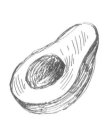 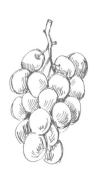

# 杏仁奶

无论你之前有没有制作过杏仁奶，制作过程都非常简单。它比牛奶更健康，味道也更好。如果你没有时间自己制作，可以在超市购买杏仁奶。但由于购买的产品是经过加工的，因此它不是原生的，可能含有糖分——可以检查一下成分表，以确保你购买的杏仁奶不含糖。根据我们的经验，自制杏仁奶和商店购买的杏仁奶之间有天壤之别。盒装杏仁奶的味道不像自制的那样浓郁顺滑，而且，自制的版本也更加健康，因为它没有经过加工、不含添加剂。你可以尝试一下自制版本，你会喜欢自制杏仁奶的如丝般顺滑。杏仁奶可以在冰箱中存放 3—4 天。

制作 3 杯杏仁奶
杏仁需浸泡 8 小时
以上或一整夜

## ┤ 材料 ├

1 杯杏仁（冲洗干净，浸泡 8 小时以上或一夜）

1/2 杯过滤水

2 颗椰枣，去核

1 滴纯香草精

**注意** 在制作杏仁奶之前，先将杏仁浸泡 8 小时以上。此配方中 3 份的杏仁奶可供第一周的使用。如果条件允许，尽量提前一天晚上做好杏仁奶和奇亚籽布丁，这样在第二天准备早餐就更方便了。

## ┤ 做法 ├

1  将冲洗干净的杏仁、过滤水、椰枣和香草精用破壁机混合搅拌约 3 分钟，直到杏仁碎片消失不见。

2  将该混合液体倒入坚果过滤袋（可在大多数健康食品商店或网上购买）或将干净棉纱布覆在碗口，从杏仁浆中过滤出杏仁奶。

3  用一只手将液体挤入碗中时，另一只手将袋子顶部紧紧封住。

4  最后，挤压一下袋子以确保所有杏仁奶都被过滤出来。

5  将杏仁奶存放在带有紧密盖子的玻璃容器中。

6  杏仁渣可以脱水制成杏仁粉，或者你可以将其冷冻起来，以后可以用于制作饼干和面包。

**TIP**

撒上一两把肉桂或小豆蔻也会使味道很棒哦！

# 热带天堂配腰果奶油

这款色彩缤纷的水果系列，有着细腻、口感丰富的酱汁，可以让你的一天看起来慵懒悠然——为什么不能这样度过呢？水果是众神的甘露，它们所能提供的营养、抗氧化剂和维生素简直令人惊叹。在享用之前，你可以想想，所有的阳光和雨露都参与水果的生长过程，这简直是个奇迹。

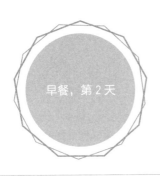

早餐，第 2 天

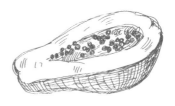

**注意** 腰果应浸泡 2 小时以上。可以提前一天浸泡、冲洗干净，保存在密封罐中放入冰箱备用。最好在两天内使用完。

## 材料

腰果奶油（后附配方）
1/2 个木瓜
1/2 个菠萝
1 根香蕉

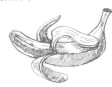

## 做法

1　我们喜欢热带水果，所以使用了这种组合。你可以随意选用任何喜欢的水果或浆果。腰果奶油适合搭配所有的水果，包括苹果、橘子、浆果或任何当季水果。

2　准备腰果奶油。

3　准备吃之前，将水果削皮，切成可入口大小的碎块。将水果摆放在盘子里或碗里。在上面倒入所需量的腰果奶油。

4　这道菜可以在前一天晚上备好，存放在玻璃容器中，第二天早上随时取用。

## 腰果奶油的做法

腰果奶油做好后可以放在冰箱中，以供多次取用，最多保存三天。但你可能第二天就要补做，因为它简直太好吃了。多出来的腰果奶油可以用在水果上或拌到果昔里。你很可能会在某个时刻拿着勺子站在冰箱前搜寻剩下的腰果奶油。

—— ▌ 材料 ▌ ——

1 杯腰果，浸泡 2 小时以上并冲洗干净

2 颗椰枣 + 2 茶匙枫糖浆或仅用 11/2 汤匙枫糖浆

1 汤匙柠檬汁

2/3 杯过滤水

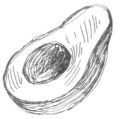

—— ▌ 做法 ▌ ——

1  将所有食材放入破壁机中搅拌至口感柔滑。

2  腰果奶油在冷藏时会凝结上浮，你可以加几滴过滤水并搅拌至所需的口感。

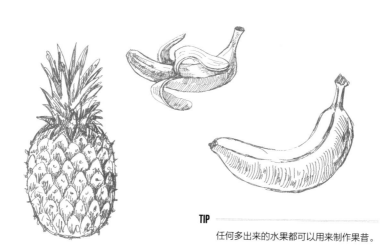

**TIP**

任何多出来的水果都可以用来制作果昔。

# 热带果缤纷

有时最简单的食物就是最好的食物。这是一款饱腹感强、营养丰富的健身早餐，味道鲜美，含有充分的维生素和营养成分。我们选了一些热带水果，让其更显精致多汁，但其实任何水果都可以，所以买你喜欢的或当季水果即可。

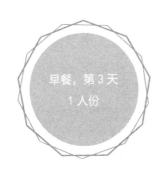

早餐，第 3 天
1 人份

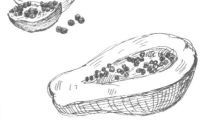

**注意** 燕麦需要在冰箱中放置 1—2 小时或整夜。最好在前一天晚上浸泡燕麦。

## 材料

1/2 杯无麸质燕麦（浸泡了 1—2 小时或整夜）

1 杯杏仁奶，保留其中 1/4 用于顶部装饰

1/2 茶匙肉桂或豆蔻

1 茶匙纯香草精提取物

一撮海盐

1—2 茶匙枫糖浆或甜味剂（非白糖）

1 个柿子、番木瓜、芒果或其他自选水果

1 汤匙向日葵籽或南瓜籽，或两者的组合

## 做法

1 将燕麦、3/4 杯杏仁奶、肉桂、香草精提取物、海盐和甜味剂放入料理机中，搅拌切碎，直到材料混合到一起。

2 将其放入碗中，冷藏过夜。

3 第二天早上加入切碎的水果和种子。

4 配上 1/4 杯杏仁奶一起享用。

**TIP**

如果早上需要打包带走，将燕麦混合物储存在带有紧密盖子的罐子里。将水果、混合的坚果种子分装在独立的容器中，准备食用时再将其混合到一起。

# 苹果日出

这个食谱听起来这么简单，不禁让人产生怀疑，但整体思路就是这样——简单而健康。苹果含有多种营养成分。它们可以增强免疫力，对抗癌症，对大脑有益。杏仁奶油含有健康的单一不饱和脂肪，可以保持血糖的稳定。这道菜含有各种丰富的优质维生素，至少可以说，它对你的心脏和身体有益。这是一个纯粹美味、简单的食谱。

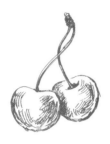

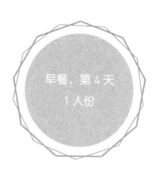

早餐，第 4 天
1 人份

## 材料

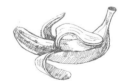

满满 1 汤匙的生杏仁奶油

1 个苹果，粗略切成大块

种类自选的浆果类水果

1 汤匙亚麻籽，用做顶部装饰

新鲜浆果或樱桃干、蔓越莓干、枸杞或
　　葡萄干，用做顶部装饰

## 做法

1　将杏仁奶油和苹果块放入料理机中，将苹果处理成一口大小的碎块，不用完全捣碎。

2　从料理机中取出混合物并放入碗中。

3　加入浆果，撒上亚麻籽、鲜浆果或樱桃干、蔓越莓干、枸杞、葡萄干，进行顶部装饰。

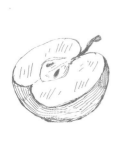

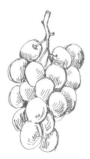

# 超级水果碗配种子

让各种水果来开启你愉快的新一天，激活你的感官、滋养你的皮肤和细胞。维生素 C 是这道菜的明星之一。种子带来的矿物质锌元素可以提高你的免疫力，确保良好的睡眠。种子是蛋白质的良好来源，其中所含的脂肪也是你身体所需的有益脂肪。除了健康的益处，这道菜也给你的味蕾带来愉悦的感受。

早餐
（第 5 天和第 14 天）
1 人份

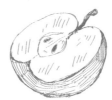

---

## ┨ 材料 ┠

1 个 苹果

1 个 橙子或葡萄柚

1 个 奇异果

1 些 蓝莓或其他浆果类水果

1 汤匙 向日葵籽

1 汤匙 南瓜籽

1 汤匙 亚麻籽

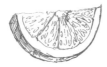

## ┨ 做法 ┠

1 将苹果切成可入口大小的碎块。

2 将橙子或葡萄柚去皮也切成小块，取出里面的核，将果肉放入碗中。

3 将奇异果切成两半，用茶匙舀出果肉放入碗中。加入浆果，撒上种子。

4 这道菜可以前一天晚上准备好，存放在玻璃容器中，以便在早上随时随地取用。

# 快速格兰诺拉麦片配杏仁奶

用坚果、松脆的麦片和冰镇杏仁奶来点亮你的清晨吧。如果你想在一周内随身携带一些小吃，可以将此食谱的配料加倍。种子和坚果为我们的日常健康提供补充。它们含有大量有益的营养成分、维生素、矿物质和优质脂肪，有助于增强心脏和大脑的功能，还有助于缩小我们的腰围。

早餐，第 6 天
1 人份

**注意** 在食用前，尽可能将坚果和种子浸泡 2 个小时以上。这样它们会更容易被消化，形态上也会更丰满，看起来更加水润。浸泡后，在使用前冲洗干净。如果你没有时间提前浸泡，仍然可以参照这个食谱制作。

## 做法

1 将所有配料倒入碗中，加入杏仁奶。

2 如果你要将其带走，把坚果和种子放在带有盖子的罐子里，杏仁奶盛放在一个单独的容器中。

3 准备吃的时候，将杏仁奶倒入盛有坚果／种子容器中即可。

## 材料

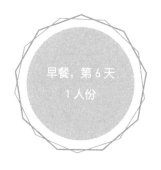

1 汤匙大致切碎的杏仁

1 汤匙大致切碎的核桃

1 茶匙向日葵籽

1 茶匙南瓜籽

1 茶匙亚麻籽

1 茶匙葡萄干或蔓越莓干

1/3 杯杏仁奶

**TIP**

可根据喜好在上面添加一点枫糖浆。

# 早餐布丁

早餐布丁是一个新奇的想法，但这其中所有的成分都对你有益。腰果使布丁变得像奶油般柔滑，而奇亚籽这一富含蛋白质的食品在布丁中则是呈现小气泡状。最好在使用前将腰果浸泡 2 个小时。提前一天晚上制作这个食谱，将其冷藏起来，次日即可享用外带早餐了。

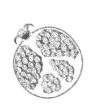
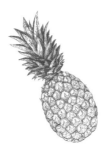

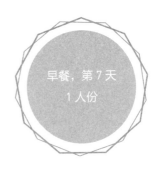

早餐，第 7 天
1 人份

## 材料

1/2 杯腰果，浸泡 2 个小时以上并冲洗干净

1 杯及 3 汤匙过滤水

1 根冷冻的、成熟的香蕉

1/2 杯自选浆果

2 茶匙枫糖浆（也可根据口味添加更多）

1 滴纯香草精

2 汤匙奇亚籽

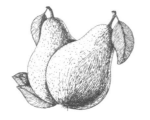

**注意** 腰果浸泡 2 个小时以上

## 做法

1 将除了奇亚籽之外的所有食材放入破壁机中，搅拌至细腻顺滑。

2 将其倒入罐子里，再加入奇亚籽搅拌。静置 10 分钟，然后再次搅拌，防止种子凝结到一起。

3 再放置 10 分钟，搅拌，然后将盖子盖好，冷藏。

4 取出后可即可食用。

# 奇亚籽蔓越莓燕麦棒

能量棒可以说是完美的早餐或点心，非常适合在忙碌的一天即将开启，急匆匆冲出家门的时候抓几根带走。当你在一天中体力低下时，它们可以为你提供所需的能量，哪怕没有时间吃饭时也可以让你继续活力满满。

## 材料

1/4 杯腰果

1/2 杯杏仁

2 汤匙奇亚籽

1/2 杯南瓜籽

1/4 杯向日葵籽

1 杯椰枣

3/4 杯无麸质燕麦

1 茶匙纯香草精

1/4 杯蔓越莓干、樱桃或葡萄干

1 一小撮海盐

1 茶匙南瓜香料或 1/8 茶匙肉桂和 1/8 茶匙小豆蔻

早餐，第 8 天
可做 6 条燕麦棒

## 做法

1　将坚果和种子放入料理机中切成小块。

2　添加椰枣并再次切碎，直到挤压时混合物可以粘在一起，如有必要，可添加更多椰枣。

3　将混合物放入碗中并加入燕麦、香草精、蔓越莓干、海盐和南瓜香料，使其充分混合。

4　在 20×20 厘米大小的烘烤盘中铺上烤盘纸，将混合物均匀地倒在盘中并压实，冷藏一夜。

5　从冰箱中取出烤盘并平均切成 6 条。

6　用保鲜膜将每条包裹起来或放入拉链保鲜袋中，再放入冰箱或冰柜中保存，本品最多可存放四周。

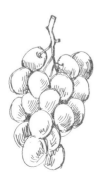

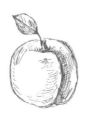

# 绿色排毒果昔

相信你会喜欢这杯绿色盛宴的。绿色蔬菜不仅仅可以做沙拉，还可以使这杯果昔富含必需的维生素和矿物质。可以轻松制作，方便随身携带，为你精力充沛地开启一天工作做好准备。

早餐，第 9 天
1 人份

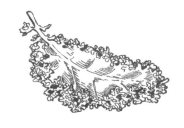

## 材料

1$\frac{1}{2}$ 杯过滤水，冷萃绿茶或椰子水

2 根冷冻香蕉，切成片

2 把菠菜

2 片羽衣甘蓝叶（除去茎）

1 个橙子，去皮去籽，并分成小块

## 做法

将所有成分混合搅碎，必要时可以多加水。

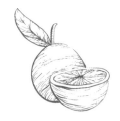

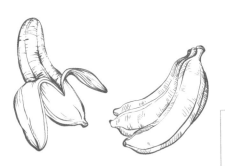

> **注意** 如果使用的香蕉不是冷冻的，请在破壁机中加入 4 块冰块。

# 芒果布丁

很明显，我们是布丁早餐的粉丝，它快速、美味，可以方便地携带到工作地点或健身房。芒果果汁丰富，口感细腻，可以制作出很棒的冰淇淋，所以如果你想要这样的冰淇淋，就赶快把布丁冷冻起来吧。在进食前 10 分钟将其从冰箱中取出。除了维生素和矿物质，芒果还提供了额外的有益元素。布丁最好在晚上制作，这样第二天就可以直接用作早餐了。

早餐第 10 天
1 人份

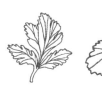

## 材料

1 个芒果，去皮去核

1/4 杯腰果，尽量浸泡 2 小时以上并冲洗干净

1 汤匙 + 1 茶匙枫糖浆或自选液体甜味剂（非白糖）

1/2 颗青柠的果汁

2 汤匙椰子油

2 汤匙过滤水

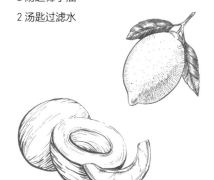

## 做法

1　将所有成分混合到一起，搅拌至顺滑。

2　尽可能保持混合物的醇厚，但如果你需要将它稀释一下，可以加一茶匙水使其更加柔滑。

3　布丁在冰箱里会变得坚固。可以品尝一下，如需要可添加更多甜味剂。

# 香蕉果昔碗

这算早餐还是甜点？无论你把它当成什么，它都会让你开心。将成熟的香蕉冷冻起来是一个伟大的发现：去皮、掰成几块并存放在冷冻袋中——就不会再有香蕉被浪费掉了。这道果昔非常好吃，以至于如果再在橱柜板上看到有香蕉长了斑点你也会很高兴的——因为只要将它们冷冻起来，你就能吸收到丰富的钾元素了。

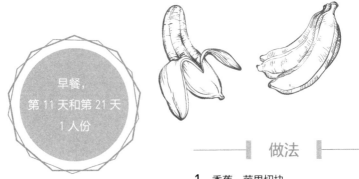

早餐，
第 11 天和第 21 天
1 人份

## ——■ 做法 ■——

1  香蕉、苹果切块。

2  把香蕉、苹果、杏仁奶油和枫糖浆（可选）放入料理机，搅拌至细腻，根据需要加入杏仁奶或水，使口感更加顺滑。

3  将香蕉混合物倒入碗中并撒上顶部的配料。

## ——■ 材料 ■——

1 根冷冻香蕉

1 个青苹果

1 汤匙杏仁奶油

1/2 茶匙枫糖浆（可选）

1 汤匙杏仁奶或过滤水

1 小把葵花籽（撒在顶部）

1 小把南瓜籽（撒在顶部）

2 茶匙亚麻籽（撒在顶部）

1 汤匙葡萄干（撒在顶部）

少量肉桂和豆蔻（撒在顶部）

少量枫糖浆（撒在顶部）

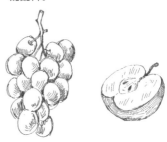

# 水果果昔碗

享用一份美味的早餐能让你整天的心态都更积极向上。美丽的水果果昔碗充满了营养。每天吃水果非常重要，这将确保你获得所需的营养，保持一整天的精力充沛。

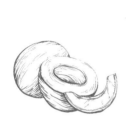 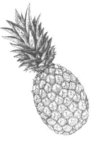

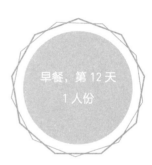

早餐，第 12 天
1 人份

## 材料

1 杯菠萝（也可以是浆果、芒果，或者
　你放在冰箱里的任何冷冻水果）

1/2 根冷冻香蕉

1 个青苹果

1 汤匙杏仁奶油

少量枫糖浆（如需要）

1 汤匙杏仁奶或过滤水

1 小把葵花籽（撒在顶部）

1 小把南瓜籽（撒在顶部）

## 做法

1　把一杯切好的菠萝、香蕉、苹果与
　杏仁奶油和枫糖浆（可选）一起放
　入料理机中切碎，根据需要加入杏
　仁奶或过滤水，使混合物的口感尽
　可能厚实且顺滑。

2　将水果混合物放入碗中，撒上顶部
　配料即可。

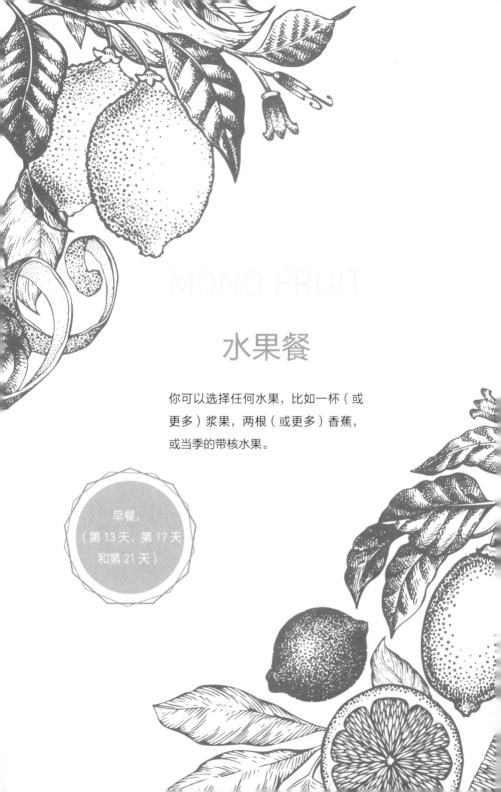

MONO FRUIT

# 水果餐

你可以选择任何水果，比如一杯（或更多）浆果，两根（或更多）香蕉，或当季的带核水果。

早餐，
（第 13 天、第 17 天和第 21 天）

# 巧克力奇亚籽布丁

在上床睡觉前准备好，你的美梦将在第二天早上醒来时成真。是的，我们是在说早餐吃巧克力。你将用到可可粉，它被称为超级食品，可以提供大量的抗氧化剂，帮助对抗自由基。生可可粉含有的抗氧化剂是蓝莓的 20 倍，还含有钙、镁、蛋白质、硫胺素、核黄素和必需脂肪酸。不必有负罪感，这里所有的内容都对你有益。让我们一起享用充满巧克力的、"奢华"而又营养丰富的早餐吧。

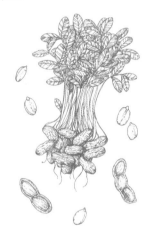

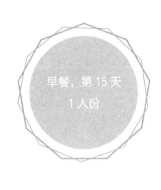

早餐，第 15 天

1 人份

## ——▋ 材料 ▋——

1¼ 杯杏仁奶

3½ 汤匙奇亚籽

2 汤匙可可粉

一小撮盐

2 茶匙无糖椰子片（撒在顶部）

新鲜浆果（撒在顶部）

1 汤匙枫糖浆（撒在顶部）

## ——▋ 做法 ▋——

1 除了浆果、椰子片和枫糖浆，把剩下的所有成分放入带有螺旋盖的玻璃罐中，将其充分混合。

2 将玻璃罐子的盖子拧紧，在冰箱中储存过夜。

3 吃的时候加入浆果、椰子片和枫糖浆，如果需要可以加入其他打顶配料。就这样开启新的一天吧！

# 坚果水果碗

简单的元素可以制作出令人愉悦的美妙口味和高级的质感。慢慢品尝，你可能会发现从未感受过的新口味体验。在品鉴这些新鲜、天然、简单食物本味的同时，你的消化吸收功能也将得到改善。

早餐，第 16 天
1 人份

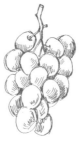

**注意** 如有条件，尽可能将坚果浸泡 1 小时以上

## 材料

1/4 杯葵花籽

2 汤匙南瓜籽

6 个腰果或 2 汤匙切碎的腰果片

6 颗美国大杏仁（大致切碎）

2 颗椰枣（切成片）

1 茶匙葡萄干

1 个苹果（切成小块）

1 汤匙杏仁奶油

少许肉桂粉

1 颗橙子榨出的橙汁

1/2 杯新鲜浆果（水果种类任选）

## 做法

1 将葵花籽、南瓜籽放在一个碗里，倒入纯净水，浸泡至少 1 小时。

2 在另一个碗里放入腰果、美国大杏仁、葡萄干和椰枣，倒入纯净水，浸泡 1 个小时以上。

3 将所有浸泡过的食材冲洗干净备用。

4 将苹果和杏仁奶油放入碗中，混合均匀，并撒上肉桂粉。

5 将苹果混合物与种子和坚果混合后倒入到一个大碗中，倒入鲜榨橙汁。

6 在所有食材顶部加入新鲜浆果，如有需要可加入更多肉桂粉进行调味。

# 香蕉香草果昔

从今天开始，让果昔开启你精彩的每一天吧。如果已经提前将它们放入冰箱冷冻室，可以每次在要喝的前一天晚上从冰箱中取出一杯，在冰箱的保鲜室里放置一夜，这样第二天早上就可以直接食用了。如果没有提前做，可以试试下面这个，非常简单。

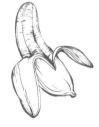

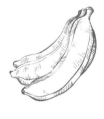

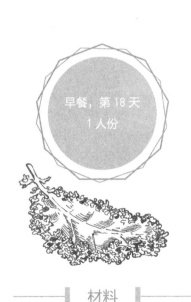

早餐，第 18 天
1 人份

## 做法

1　把除了冰块以外的所有成分放在破壁机中搅拌至顺滑。

2　加入冰块，并再次混合。

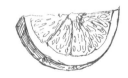

## 材料

1.5 杯纯净水或椰子水

1 根冷冻或新鲜的香蕉

1 小把腰果

3 颗椰枣或 1 汤匙枫糖浆

1 茶匙纯香草精

1 个橙子（去皮切成四瓣）

4 块冰块

**TIP**

可以扔几把深色带叶蔬菜到你的果昔里，比如菠菜、生菜或羽衣甘蓝。还可以随意选择点种子类坚果洒在混合饮料上用于装饰。

# 枸杞燕麦

枸杞是一种很棒的小吃。这些看上去干瘪的浆果含有维生素 C、维生素 B2、维生素 A、铁元素、抗氧化剂和硒元素。它们有益于视力健康，并因可以增强免疫系统能力和促进大脑活动而被人们所熟知。

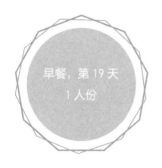

早餐，第 19 天
1 人份

## 做法

将燕麦和枸杞分别放入两个碗中，倒入纯净水，水的量以没过食材上方约 5 厘米为准，浸泡 1 小时或泡到其软化。（燕麦和枸杞可以在晚上浸泡、清洗，随后分别放在两个带盖子的罐子里，拧紧盖子。这样早上就可以直接使用了。）

## 材料

1/3 杯无麸质燕麦片

2 汤匙枸杞

2 汤匙核桃大致切碎

少许肉桂粉

杏仁奶（可选）

枫糖浆或甜味剂（非白糖，可选）

## 合成

1　以燕麦铺底，将枸杞与核桃一起铺在燕麦上面。

2　撒上点肉桂粉并加入杏仁奶。

3　如果需要可以加入枫糖浆。

**TIP**

在一个 500 毫升的水杯中加满过滤水，放入一汤匙枸杞，在一天内把枸杞水喝完，并喝完水后吃掉枸杞。这样喝枸杞水，可以护眼明目，补血、降三高、抗衰老。

# 香蕉布丁

丰富的营养可以使你成为一天中的王者。对在一天里要做出多个重要决定和判断的人来说，能量和脑力是非常重要的。这份早餐将带给您所需要的能量，使你神采奕奕。

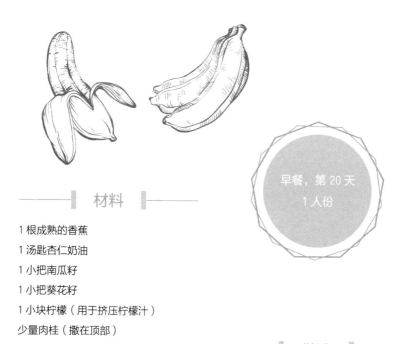

早餐，第 20 天
1 人份

## ▌ 材料 ▌

1 根成熟的香蕉

1 汤匙杏仁奶油

1 小把南瓜籽

1 小把葵花籽

1 小块柠檬（用于挤压柠檬汁）

少量肉桂（撒在顶部）

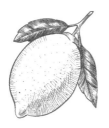

## ▌ 做法 ▌

1　将香蕉放在一个碗里，捣碎，加入杏仁奶油，并搅拌。

2　随后加入南瓜籽和葵花籽，混合均匀。

3　挤上少许柠檬汁，顶部撒上肉桂，可立即食用或冷藏后食用。

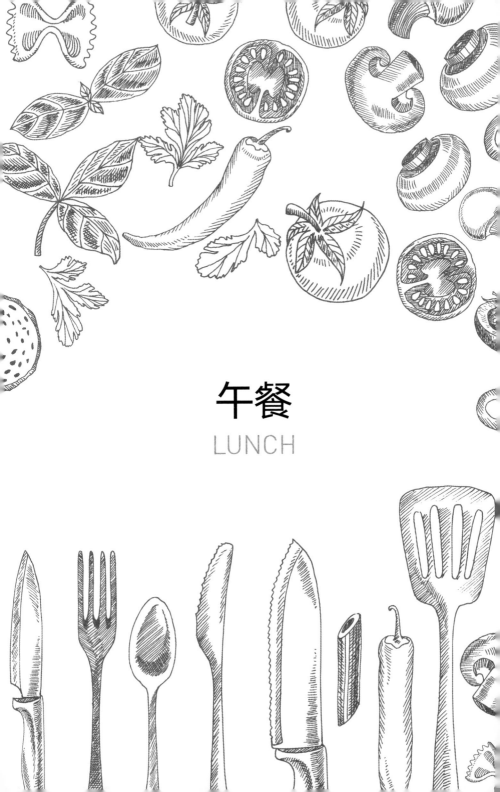

午餐

LUNCH

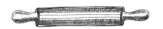
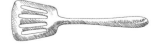

# 甘薯漩涡

享用颜色鲜艳的美食可以让你的一天更添活力。甘薯中富含维生素 C，而维 C 恰巧有助于促进胶原蛋白的增加，是帮助你保持皮肤年轻弹性的"宝藏"元素。甘薯还可以补充维生素 A、维生素 E 以及磷、钙和钾元素。甘薯中的天然糖质会慢慢释放到血液中，在忙碌的一天里确保你平衡和规律的能量来源。如果你已经有了螺旋切片机（刨丝器），那可是给自己帮了一个大忙。利用它可以有效减少面食碳水化合物的摄入，在几分钟内准备好美味的食物。螺旋切片机这种厨房工具，可以在几分钟内将西葫芦、胡萝卜、甘薯、大头菜和苹果变成面条状，简直令人惊叹。如果没有螺旋切片机，还有其他切丝／条的方法。你还可以用土豆削皮器制作切条，然后将条状食物叠放在一起，再切成较细的丝状。无论用何种方式将甘薯切成面条状，这道菜都会令你难忘的。

午餐，第 1 天
1 人份

## 沙拉

### 材料

1 个中等大小的甘薯（可以用山药或板栗南瓜代替）

1/2 杯罗勒，剪成带状

1/2 杯玉米粒

### 做法

1　给甘薯去皮并旋切成条状。记住，要将甘薯均匀地切分成两块，且切面要注意平整，这样用螺旋切片机切起来更容易。如果不用螺旋切片机，可以用削皮器制作意大利宽面状的"面条"。

2　将甘薯条切成所需长度。放入碗中，最后加入罗勒和玉米粒。

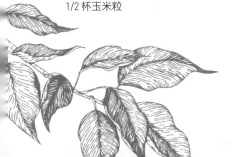

## 酱料

### ┤ 材料 ├

1.5 汤匙塔迈里酱油

1 汤匙苹果醋

2 茶匙枫糖浆（或根据口味酌情添加）

1 茶匙姜末

1.5 汤匙杏仁奶油

2 汤匙 + 1 茶匙特级初榨橄榄油

1/2 个大蒜蒜瓣（用刀切细碎）

少许干辣椒片（根据口味酌情添加）

### ┤ 做法 ├

将所有酱料放在破壁机或小搅拌碗中，混合并搅拌至顺滑。

### ┤ 合成 ├

1 将调好的配料倒在甘薯条上，然后搅拌，直到酱料均匀地涂在甘薯条上。

2 放入碗中或盘子里食用。

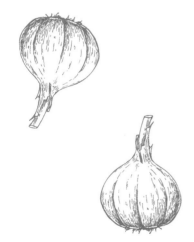

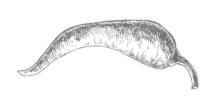

**TIP**

将紫菜或浸泡过的海带加入"面条"中，可以增加鲜味。

# 超棒的传家宝番茄沙拉

传家宝番茄的颜色各异。虽然它们的果实期很短，但如果你吃上几个，就会真正爱上它的。挑选番茄除了看是否顺眼处，还要试一下手感。摸上去有点轻微弹性的比硬邦邦的更加成熟，也更加美味。成熟的水果和蔬菜富含最浓郁的味道和最多的维生素。许多农贸市场上的番茄闻起来很香，而一些超市里卖的番茄根本闻不到什么味道。我们知道你很忙，但挑选最好的食品也是可以在生活中培养的一点小乐趣。

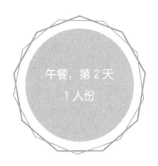
午餐，第 2 天
1 人份

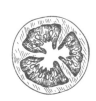

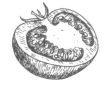

## 沙拉

| 材料 | 做法 |
| --- | --- |
| 1 个大的传家宝番茄（当季番茄或者你可以找到的最好看的番茄） | **1** 把传家宝番茄和黄瓜切成可入口大小的碎块。放入搅拌碗中。 |
| 1 根小黄瓜 | **2** 把牛油果切成小块，放入碗中。加上食用红皮藻和罗勒叶。 |
| 1 个小牛油果 | |
| 1/4 杯子切碎或撕碎的食用红皮藻（海洋植物） | |
| 4—5 片罗勒叶，剪成条状 | |

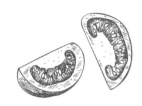

## 酱料

### ━━━┃ 材料 ┃━━━

1 汤匙特级初榨橄榄油

1 颗青柠的青柠汁

一小撮辣椒（可选）

1 瓣大蒜（碾碎）

一小撮海盐和黑胡椒（根据口味添加）

### ━━━┃ 做法 ┃━━━

1　将所有酱料搅拌在一起。

2　根据口味调整海盐和调味料的用量。

### ━━━┃ 合成 ┃━━━

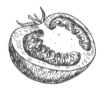

1　将配料和沙拉放在美丽的盘子或碗中，轻轻拌匀。

2　如果你在前一天晚上做了这道沙拉，准备带去上班，在准备吃之前不要加入酱料。你需要将沙拉放入玻璃罐中盖好盖子，存放在冰箱中。多给自己一点关爱，去工作的时候带上一个漂亮的小碗，食用时把沙拉倒在里面，再辅以酱料。

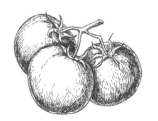

# 西葫芦泥卷

我们的朋友——无所不能的西葫芦在此充分显示了它的多样性。原生味道的西葫芦易于消化，非常适合打成鹰嘴豆泥状来制成创意菜品。我们在这里把它们卷起来食用，但如果把它用做蘸酱或者倒在沙拉顶部，也是很美味的。

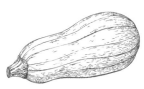

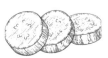

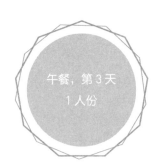

午餐，第3天
1人份

## 西葫芦泥

### ▐ 材料 ▐

1 个大的西葫芦或 2 个小西葫芦

1/2 杯芝麻酱

1 汤匙特级初榨橄榄油

1 个大蒜瓣，切成两半或压碎

1 汤匙柠檬汁

海盐（根据口味适量添加）

1 汤匙孜然

一点辣椒粉（撒在顶部）

### ▐ 做法 ▐

1　西葫芦去皮，去掉两端，切块。

2　将所有配料放入料理机中（辣椒粉除外）。搅碎直至呈浓稠乳脂状。可以品尝一下，根据味道调整一下调料。放入玻璃储存容器中，撒上辣椒粉。

3　剩余的西葫芦泥，最多可在冰箱里存放 2—3 天。

**TIP**

可以添加些其他的新鲜草本植物，如晒干的番茄、红辣椒，还可以撒上少许橄榄油。

## 蔬菜

### ▌ 材料 ▌

6 条切成丝状的胡萝卜

6 条切成丝状的红辣椒

6 条切成丝状的黄瓜

4 条切成丝状的芒果（可自行选择）

芽类蔬菜（可自行选择）

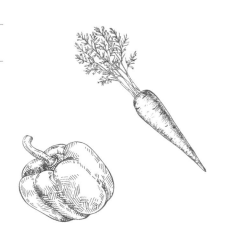

## 裹卷

### ▌ 材料 ▌

2 片皱叶甘蓝或白菜叶

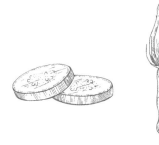

### ▌ 做法 ▌

1 尽可能摘掉甘蓝叶偏硬的部分，将其展平。如有必要，可用剪刀裁剪叶子大小。

2 羽衣甘蓝或罗马生菜也可以用作可爱的卷皮。

### ▌ 合成 ▌

1 将所需量的西葫芦泥放在叶子上，然后将蔬菜放在上面，再将叶子折叠起来即可食用。

2 如果要带走当工作餐吃，将叶子折起来并用保鲜膜包好，或者将每一样单独盛放装好，在准备食用时再合到一起吃。

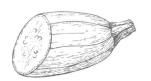

# 容光焕发排毒沙拉

这道沙拉中的所有成分都有利于身体净化排毒，让肌肤焕发光彩。我们时刻都需要保湿，我们的身体需要水分和含有水分的食物。很多皮肤问题来自于缺少水分而造成的酸性体质。我们在食谱中添加了种子类食品以增加蛋白质，这顿营养均衡的午餐让你保持清醒、精力充沛。

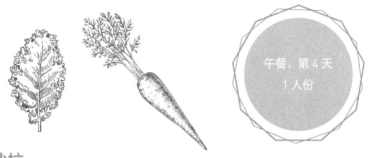

午餐，第 4 天
1 人份

## 沙拉

### 材料

1 杯切碎的菠菜、羽衣甘蓝或芝麻菜，或以上三种蔬菜的组合

1 根小胡萝卜

1/2 颗小甜菜

1/2 个青苹果

1 根小黄瓜，去皮切块

1 个小牛油果或 1/2 个中等大小的牛油果，切丁（挑选成熟但不要太软的）

1 根小葱，葱白和葱叶部分切碎

1 汤匙南瓜籽

1 汤匙葵花籽

1 汤匙切碎的核桃

1/4 杯切碎的意大利欧芹叶

### 做法

1 将绿色菜叶洗净，控干上面的水分。

2 胡萝卜和甜菜去皮并与青苹果一并切块后放入搅拌碗中。

3 将黄瓜、葱和小块牛油果放入碗中，再撒上南瓜籽、葵花籽和核桃，最后加入切碎的欧芹叶。

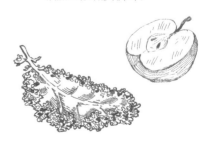

## 酱料

### 材料

2 汤匙柠檬汁

2 汤匙特级初榨橄榄油

1 汤匙苹果醋

4 茶匙枫糖浆或自选液体甜味剂
（非白糖）

1 瓣蒜，切碎

1 汤匙切碎的新鲜莳萝， 或 1 茶匙干
莳萝

少量研磨海盐和胡椒（根据口味添加）

### 做法

1 将所有酱料放入带盖的罐子中剧烈
摇晃。

2 将所需量倒入切碎的蔬菜和种子混
合物中，轻轻晃动。

3 如果你马上就要开始吃东西，可以
保留 1 汤匙酱料最后撒入绿叶菜中。
如果要带走打包，请参阅下面的
提示。

### 合成

1 将绿叶蔬菜放在碗里铺底，将保留
的 1 汤匙酱料浇至其上，随后再将
切碎的蔬菜和种子放上。

2 沙拉可以在晚上制作，存放在带有
紧密盖子的罐子里，这样可以很方
便地带走。

**TIP**

如果要将沙拉放进罐子里，可以先切碎
的混合物放入，再放绿叶蔬菜。准备食用
的时候，把沙拉倒入碗里。这样绿叶将保
持口感清脆，颜色也会更加饱满，让人有
食欲。

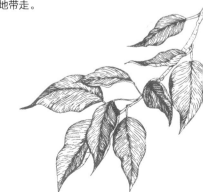

# 西班牙风味沙拉

如果你喜欢南部边境的一些精致口味，那么你一定不想错过这款轻盈版的经典食材组合。在这款沙拉中，搭配的酱料把所有的味道融合在一起，又不失清脆的口感。如果人们常说的"我们用眼睛吃饭"真是那么回事，那么这里有一场视觉的盛宴正等待着你。核桃的形状看起来像我们的大脑结构，因此人们觉得核桃有益于大脑健康。除了其他健康益处，核桃还是人体必需的欧米伽 3 脂肪酸（OMEGA-3）的极好来源。

午餐，第 5 天
1 人份

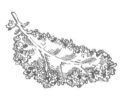

## 填充料

### 材料

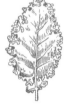

1 杯核桃仁

1/4 红甜椒，粗略切碎或掰成碎片

1/8 茶匙孜然

一小撮辣椒粉

少量洋葱粉

一小撮海盐和胡椒粉

## 外包裹

### 材料

2 片等甘蓝叶

### 做法

1　去掉甘蓝叶的较硬的脉络部分，将其尽可能展平。

2　如有必要，可用剪刀修剪叶子的大小。

### 做法

将填充配料放到料理机中，分解成小小的碎块。如有未分解彻底的大块也无碍。

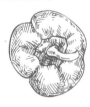

## 沙拉

### 材料

1 杯切成小块的番茄

1/2 杯切成小块的黄瓜

1/4 杯切碎的香菜

1/2 根芹菜根，切碎

1/2 个小牛油果，切块

1 个辣椒，切碎

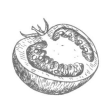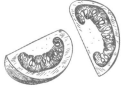

## 酱料

### 材料

2 汤匙特级初榨橄榄油

1/8 茶匙孜然

1 瓣大蒜，切碎

2 汤匙柠檬汁

海盐和胡椒粉（根据个人口味适量
添加）

### 做法

将沙拉部分的材料及其他酱料放入一
个大碗中，轻轻摇匀。如需要的话，
可以品尝一下，并根据自己口味调整
调味料。

### 合成

将填充馅料放卷成半球状的蔬菜杯中，
并用勺子将调匀后的沙拉舀出放于其
上。可以根据需要，额外加几片墨西哥
辣椒片。

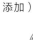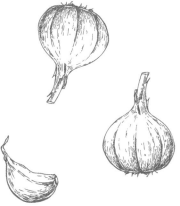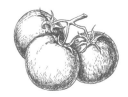

# 泰式奶油汤

这款奶油汤是不会让你失望的。事实上，你只需要一勺就能品尝到浓郁的泰国风味，这可能成为你最喜欢的特定美食之一。各种材料细腻地结合在一起，提供丰富的营养。如果你想要加一点额外的香料，放一小撮辣椒就可以了。

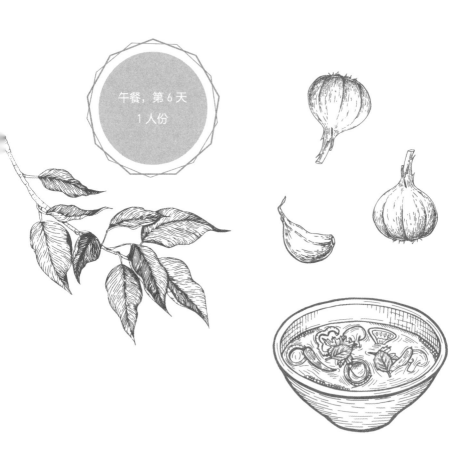

午餐，第 6 天
1 人份

## ▐ 材料 ▐

1 杯椰奶

1/4 杯杏仁奶

1 根 5 厘米长的小葱

1 根芹菜梗

1 棵青葱

1 汤匙柠檬汁或酸橙汁

1 汤匙特级初榨橄榄油

1 瓣大蒜

1/2 个苹果

1/8 茶匙咖喱粉

1/8 茶匙孜然

1 茶匙去皮切碎的姜

1 汤匙切碎的罗勒

1 汤匙香菜

1 汤匙塔迈里酱油

1 小把无糖椰子片

少量海盐（或根据口味酌情添加）

新鲜的黑胡椒粉（根据口味酌情添加）

切碎的罗勒、香菜叶、葱，还有一点辣
椒粉，用于打顶（可以只放一种也可
以都放）

## ▐ 做法 ▐

1 将除可选的打顶配料以外的所有材
料放到破壁机中。搅拌混合至汤水
细腻光滑。

2 如有必要，可以品尝一下并加入更
多的盐。此汤口味略咸。

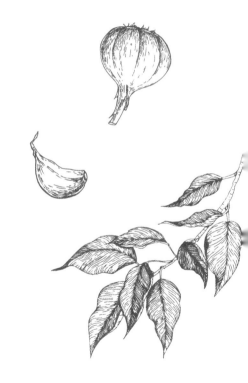

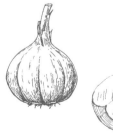

**TIP**

把这道菜做成"面条汤"试试！将前文中
的西葫芦丝加入汤中可以品尝到更丰富的
口感。

# 羽衣甘蓝凯撒沙拉

羽衣甘蓝为什么会变得广受欢迎？它又是如何由农场转型到餐桌成为超级食品的呢？"kale（羽衣甘蓝）"这个词甚至曾出现在美国著名女歌手碧昂丝（Beyoncé Giselle Knowles）的 T 恤上。同时，她也曾在接受媒体采访时表示自己保持身材的秘诀之一就是吃大量的羽衣甘蓝。自 2007 年以来，羽衣甘蓝的产量增加了 60%。奇怪的是，尽管羽衣甘蓝在 2000 年就已经存在了很多年，但直到最近几年才出现了最大的买家——必胜客。他们用它来装饰沙拉的边缘。如今，甚至还有一个全国性的羽衣甘蓝日。曾任美国总统健康顾问的奥兹博士（Dr. Oz）说过羽衣甘蓝是健康的，格温妮丝·帕特洛（Gwyneth Paltrow）也曾在《艾伦秀》节目上制作过烤羽衣甘蓝片。除此之外，《时代周刊（Time）》称羽衣甘蓝引领了 2012 年的顶级食品潮流。现代研究表明，游击式的营销让羽衣甘蓝更加流行。让我们都快乐享用羽衣甘蓝吧，因为目前它被认为是最健康的绿色蔬菜之一。

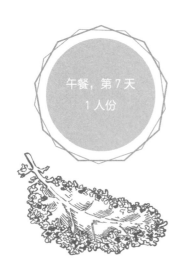

午餐，第 7 天
1 人份

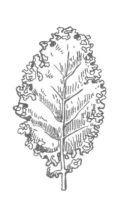

## 沙拉

### ▐ 材料 ▐

3 杯去梗的切成带状的羽衣甘蓝

1 茶匙柠檬汁

一小撮海盐

1/2 茶匙特级初榨橄榄油

1/4—1/2 杯玉米粒（组合沙拉时加入）

### ▐ 做法 ▐

将羽衣甘蓝放入碗中，加入柠檬汁、海盐和橄榄油稍微揉搅，将其软化。

## 酱料

### ▐ 材料 ▐

1 瓣大蒜，切碎

2 茶匙压碎或切碎的酸豆

2 汤匙柠檬汁

1 茶匙塔迈里酱油

1/4 茶匙第戎芥末

2—3 汤匙特级初榨橄榄油

海盐和胡椒（根据个人口味添加）

2 大汤匙帕玛森坚果奶酪

### ▐ 做法 ▐

将所有配料搅拌均匀，或将所有配料放入装有盖子的罐子中剧烈摇晃。

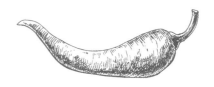

### ▐ 合成 ▐

1　将适量的酱料倒在羽衣甘蓝和玉米粒上。

2　根据自己的喜好添加帕玛森坚果干酪。这种沙拉可以冷藏过夜，堪称很棒的外带午餐。需在封闭容器或有盖的罐子中保存。

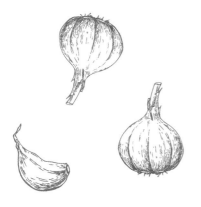

# 超级凯撒沙拉

简单而新鲜松脆的生菜与充满风味的调料相辅相成。正确搭配下的完美沙拉能够让人难以忘怀。有很多食谱是全家人都会喜欢的，这道菜便是广受欢迎的食谱之一。记得在食用之前再将酱料加进去以保持生菜的酥脆。

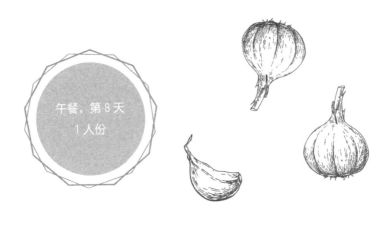

午餐，第 8 天
1 人份

## 沙拉

### 材料

**罗马生菜**

生菜叶数量任意。罗马生菜的质地较为坚硬，适合搭配厚重酱料。可以将较软的外层叶子保存下来，在其他菜品中起包裹作用或榨汁。

### 做法

1 用清水仔细清洗生菜叶子并擦干叶片上的水后将其卷起放入冰箱中冷藏 1 小时，这样可以去掉多余水分，令其更加生脆。

2 如果想吃冷食，甚至可以把你的沙拉盘冷冻一会儿。

## 酱料

### ▌ 材料 ▐

2 瓣大蒜，切碎

1/2 杯特级初榨橄榄油

1/8 茶匙塔迈里酱油

1—2 茶匙捣碎或压碎的酸豆

1/2 颗大柠檬或绿柠檬挤出的柠檬汁

1/8 茶匙第戎芥末或一小撮芥末粉

海盐（根据口味添加）

现磨黑胡椒（根据口味添加）

1/4 杯帕玛森坚果奶酪（后附配方）

### ▌ 做法 ▐

1 把除了帕玛森坚果奶酪之外的所有调料放在一个小碗里搅拌，混合均匀后再撒上帕玛森坚果奶酪，这样作为调料出现的奶酪味道才能更厚重。

2 按此食谱做的食物你可能一次吃不了，但剩下的可以冷藏起来下次享用。

### ▌ 合成 ▐

1 从冰箱中取出冰鲜的生菜，将其切成可入口的小块。

2 将生菜放入一个大沙拉碗中，每次加入少许调料。让沙拉充分沉浸其中，但不要被完全淹没，轻轻地翻搅。

3 可根据需要添加更多的调料，最后再撒上一些帕玛森坚果奶酪。

## 帕玛森坚果奶酪

帕玛森坚果奶酪会成为你冰箱中必不可缺的食物，它可以用来制作沙拉和意大利面。

### ▌ 做法 ▐

1 把所有配料放入料理机中，将已经切好的碎块再进行打碎，直至浓稠。如果坚果粘在料理机底部，可以用刮刀刮下。但也不要打碎得太细腻，否则就变成腰果奶油了。

2 制作完成后将其放入带有紧密盖子的玻璃容器中，可以在冰箱中储存2—3 个月。

### ▌ 材料 ▐

1 杯腰果（无须浸泡）

1 瓣大蒜，对半切开

海盐，根据口味适量添加（口味偏咸）

# 切切更健康

如果将自己最喜欢的几种食材结合在一起，你会发现制作一道非常美味的菜肴并不复杂。这道菜肴有着完美的卖相，搭配柠檬酱，营造出清淡的美食。

午餐，第9天
1 人份

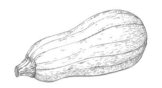

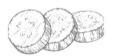

## "切切"

| 材料 | 做法 |
|---|---|
| 1 个小西葫芦，切成小丁 | 1 将切好的西葫芦放入碗中，撒上少许海盐、柠檬汁和橄榄油，静置十分钟，让其释放多余的水分。 |
| 一小撮海盐 | |
| 少许柠檬汁 | |
| 几滴特级初榨橄榄油 | 2 将碗中排出的多余液体倒掉并加入已经切成丁的牛油果。 |
| 1/4 杯红甜椒，切成小丁 | |
| 1/4 杯玉米粒 | |
| 1/2 个牛油果，切成小丁 + 3 片切薄的新月形切片（用于顶部装饰） | 3 将红甜椒和玉米粒放在一个单独的搅拌碗中。 |
| 1 汤匙罗勒，切段（用于顶部装饰） | |

## 酱料

### 材料

1/2 汤匙柠檬汁

1 茶匙特级初榨橄榄油

少许枫糖浆或甜味剂（非白糖）

1 汤匙罗勒，切成带状

1/2 汤匙剁碎的葱

海盐和胡椒（根据口味适量添加）

### 做法

将所有调料配料搅拌均匀，可根据口味
进行调整。

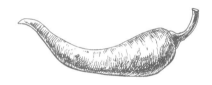

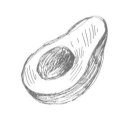

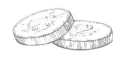

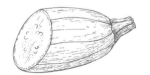

### 合成

1  将牛油果丁混合物放入碗中，加入
红甜椒和玉米。

2  在混合物中加入酱料，然后轻轻
搅动。

3  将一个约 8 厘米高的圆筒型模具放
在盘子上，将切碎的材料压入模
具中。

4  小心翼翼地取下模具并在食材顶部
放上 3 片薄牛油果切片，放上罗勒
叶，撒一点橄榄油。如果没有模具，
将材料放在碗的中心，并按照以上
方法进行装饰即可。

# 紫菜卷伴侣

为紫菜卷制作馅料其实非常简单。这是一个在厨房里可以发挥天马行空想象力的好机会。一旦你学会了基本的方法，就可以将不同的配料和各种草本植物自由组合起来。味道非常重要，口感亦是如此，而紫菜卷则融合了这一切——一口下去酥脆、细腻又多汁。相信吃过这道菜后你会希望随时都有新鲜的酱料，可以快速卷成紫菜卷！

午餐，第 10 天
可制作 2 个紫菜卷，
1 人份

## 馅料

### 材料

1/2 杯去皮、大致切碎的胡萝卜

1/2 杯山核桃

1/4 杯南瓜籽

1 汤匙大致切碎的小葱或甜洋葱

1/2 杯大致切碎的红甜椒

1/4 杯食用红皮藻

1 汤匙苹果醋

2 茶匙柠檬汁

1/2 汤匙塔迈里酱油

一小撮海盐（根据口味添加）

2 汤匙切碎的新鲜小茴香或 1 汤匙干
茴香

### 做法

1  把所有材料放入料理机中切碎，直至变成光滑的糊状物，为防止浪费必要的时候可以刮下食品料理机的杯壁。

2  品尝并调整佐料用量。

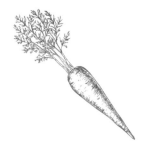

## 蘸料

### 材料

1/8 茶匙芥末（如喜欢辣可以多放）

1 汤匙塔迈里酱油

### 做法

将芥末和塔迈里酱油混合在一起用作蘸料。调好后搁置一旁。

## 紫菜卷

### 材料

2 片生紫菜片

1/4 根黄瓜， 去皮去籽，切成火柴杆厚度的细条

1/2 个牛油果，切薄片

1/4 个红甜椒，切成火柴杆厚度的细条

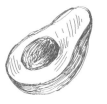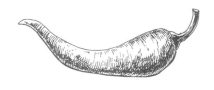

### 组合

1　有条件的话可以用寿司竹帘来卷紫菜卷。如果没有，将一张保鲜膜铺在砧板上，把紫菜片置于其上，光泽面朝下，按紫菜片上的横条水平放置。

2　将一半馅料均匀涂抹在紫菜片 2/3 的面积上——两边涂满，距离你最近的一端留下大约 2.5 厘米的距离。

3　将黄瓜条、牛油果片和红甜椒条从距离你最近的馅料处开始依次摆放，蔬菜可以一直摆到侧边。

4　拿起保鲜膜一边，抬起紫菜片的边缘开始卷。卷完第一圈、覆盖过蔬菜时，可以轻轻挤压以固定卷筒。

5　然后继续提起保鲜膜的边缘卷动紫菜卷，过程中略用力以包裹得更加紧密。卷到还剩约 1.25 厘米留空的紫菜时，轻轻沾湿手指，并点在暴露的紫菜上。

6　继续滚动并轻轻挤压，用保鲜膜完成紫菜卷的密封并压实。

7　取下保鲜膜，将紫菜卷放在砧板上，接缝面朝下。用锋利的锯齿刀切成两半。

8　按以上方法重复进行完成第二个紫菜卷的制作。最后搭配蘸料享用。

# 泰式沙拉

像生活一样，食物也需要平衡。这道菜肴体现了泰式文化的细腻和多样。无论从质地、颜色还是味道上都显示出泰餐最好的一面。我们的所有食谱都既注重健康又在乎味道。混合着新鲜天然食材的泰式沙拉非常简单美味。

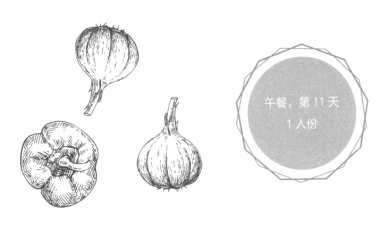

午餐，第 11 天
1 人份

## 酱料

### ▌ 材料 ▌

2 汤匙 + 2 茶匙特级初榨橄榄油

1 瓣大蒜，去皮

1/8 杯腰果

1.5 汤匙塔迈里酱油

1 汤匙过滤水

1 汤匙苹果醋

1 汤匙枫糖浆或甜味剂（非白糖）

1/2 汤匙芝麻油

1/2 汤匙去皮切碎的生姜

1 根长度约 2.5 厘米的柠檬草（可以用挤压的柠檬汁替代）

### ▌ 做法 ▌

1 将材料放入料理机或破壁机中打成泥，直至打成厚厚的奶油质地，过程中如有必要可以加一点水。品尝一下，根据自己喜好调整用料。

2 最后将其倒入带有紧密盖子的罐中。

3 本配方可以做 2—3 调料，可以将多余的冷藏起来用于其他沙拉。

# 沙拉

## 材料

2 杯罗马生菜，切成小片（如果要做大
　份沙拉，可多添加一杯）

1 根小胡萝卜，切成条状

1/4 个红甜椒，切碎

1/4 个黄甜椒，切碎

1/4 杯香菜，切碎

1 棵小葱，葱白、葱叶切碎

2/5 杯豆芽

3—4 汤匙腰果片（未浸泡）

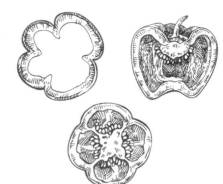

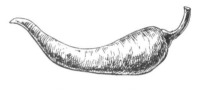

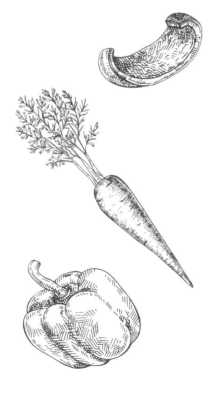

## 合成

1　将生菜、胡萝卜条、甜椒、香菜和
　　葱放入碗里。

2　在顶部加入所需量的酱料，搅拌混
　　合均匀。

3　最后加入豆芽和腰果。

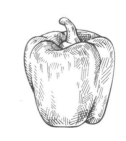

**TIP**

在食用之前不要添加酱料。多余的酱料可
保存起来以供下次使用。

# 番茄盅

番茄盅这道菜的颜值很高，准备好你的相机吧。这道菜清新芬芳、色泽鲜艳，健康营养，而且简单易做，口味也令人满意。其中填充的馅料美味可口，可以加到绿色沙拉里一起食用。

## 番茄

需使用传家宝番茄用个头大一点的、好看的番茄。从顶部切下一小片，用削刀小心翼翼地沿着番茄内部切下。用勺子挖去里面的果肉和种子，留下一个番茄空壳，待我们一会儿把它填满。

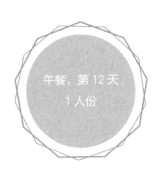

午餐，第 12 天
1 人份

## 填充馅料

### 材料

1/2 杯杏仁，浸泡 2 小时以上

1/2 杯葵花籽，浸泡 2 小时以上

1 瓣大蒜，压扁并切碎

1 汤匙新鲜小茴香或 1/2 汤匙干茴香

1 根芹菜，切碎

2 棵香葱，葱白、葱叶都切碎或 1/4 杯切碎的甜洋葱

1 茶匙柠檬汁

1/8 茶匙第戎芥末

1 汤匙切碎的食用红皮藻或其他海洋蔬菜

2 汤匙"素食蛋黄酱"，如需要可以放更多（后附配方）海盐和胡椒粉，根据口味适量添加

### 做法

1 将坚果冲洗干净后放到料理机中，碎成小块，并将其刮下放入搅拌碗中。

2 将剩余的馅料与坚果混合，加入一点蛋黄酱。

3 可根据口味添加海盐或胡椒粉。

### 合成

将番茄的空心用馅料填满，在顶部添加一块"蛋黄酱"。就可以拍美照开吃啦。

## 素食蛋黄酱

用以下配料做出来的"蛋黄酱"不仅可以用于这道菜，在这 21 天里你还会不断用到它的。

### 材料

1/8 杯过滤水，需要将各种食材混合时可以再加入 1/8 杯水

1 杯腰果，浸泡 2 小时以上并冲洗干净（以保持其乳脂状稠度）

1 瓣大蒜

1/4 杯切碎的花椰菜

2 汤匙柠檬汁

1 茶匙枫糖浆

1 汤匙苹果醋

1—2 小勺洋葱粉

海盐（根据口味添加）

1 茶匙第戎芥末

1/4 杯特级初榨橄榄油

### 做法

1　将除了橄榄油之外的所有成分搅碎。

2　当混合物变得浓稠的时候，用手指捏一点，确保里面没有大的颗粒即可。

3　继续搅拌，打开搅拌器的盖子缓慢加入橄榄油。如果需要，可以品尝一下并调整调味料的用量。

4　做好后装到密封的罐子储存在冰箱里。其他的食谱中也将用到"蛋黄酱"。

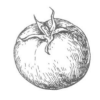
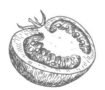
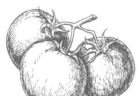
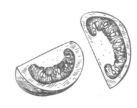

# 街头塔可

在吃这道菜之前，有一点需要搞清楚：它并不是真正的街头塔可玉米饼。本食谱不含玉米粉圆饼或是任何肉类，而且在真正的街头塔可里，你也找不到生菜或番茄。我们的街头塔可虽然略有不同，但美味毫不逊色。我们使用味道浓郁的番茄、核桃、小茴香和辣椒来作为玉米饼的馅料，用鲜脆的生菜替代玉米粉圆饼，再添加一些补充蔬菜，用细腻的腰果酸奶油打顶。这个健康版的街头塔可将让你畅想美国边境以南的美丽和乐趣。

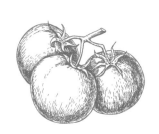

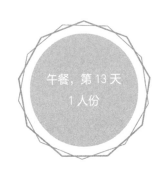

午餐，第 13 天
1 人份

## 塔可的坚果填料

### 材料

1/4 杯（压紧的）干番茄（浸泡 2 个小时以上，直到变软）

1/2 杯核桃

一大撮大蒜粉

一大撮孜然

一小撮混合辣椒粉

一小撮红辣椒粉（根据口味适量添加）

海盐和胡椒粉（根据口味适量添加）

### 做法

取出浸泡的番茄，保留其水分，将所有配料放入料理机中搅碎直至完全混合，但仍保持醇厚质地。

## 腰果酸奶油

### ▌ 材料 ▌

1/2 杯腰果，浸泡 2 小时以上并冲洗干净

11/2 茶匙柠檬汁或 1/8 茶匙苹果醋

一小撮海盐（根据口味适量添加）

3 汤匙过滤水（如需要可加更多）

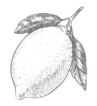

### ▌ 做法 ▌

1. 将所有材料放入破壁机中。

2. 首先加入 3 大汤匙水，做成浓稠、光滑的酸奶油；如果需要，可继续加水，但每次添加的水不要太多。

3. 一开始破壁机的速率尽量调在低档，搅拌浓稠后再提高速度（因为如果你一开始就使用高速率，里面的配料会飞溅到料理机的内壁上。你就得时不时地刮下内壁以确保没有小的坚果碎片挂在壁上。）

## 蔬菜

### ▌ 材料 ▌

2 片罗马生菜，用作塔可外裹

1/2 个牛油果，切片

1 个小个头的番茄，切碎

1/4 杯香菜，切碎

1 棵青葱，切细碎

几片芝麻菜叶

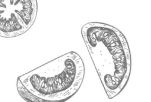

### ▌ 组合 ▌

1. 盛一勺满满的塔可坚果馅料放到罗马生菜上。

2. 将牛油果切片放在上面，再放上番茄、香菜、葱、腰果酸奶油和芝麻菜作为顶部点缀。

**TIP**

如果你要把这道菜作为工作餐，当你准备吃时再将它们组合起来，那么你需要将每种材料放在单独的罐子或容器中。用纸巾包裹起鲜冷的罗马生菜，以保持其酥脆，冷藏存放直至准备食用。

# 牛油果舰

牛油果是含有不饱和脂肪酸——也就是优质脂肪的水果。它富含钾元素和纤维素，因可降低胆固醇而具有盛名。其钾元素含量高于香蕉，并富含维生素 B1、B2、B3、B5、B6、B9、C、E、K、矿物盐、铜、铁、镁和磷元素。而且，别担心，新的研究认为食用牛油果不会让你发胖——原来的观点早已过时，或者我们应该说那是 20 世纪 80 年代的看法了。牛油果有益于心脏健康，正如我们所说的，它富含优质脂肪，所以每天吃一个是个好主意，因为它实际上有助于抑制饥饿。说点有趣的事情，如果你想种植自己的牛油果树，可以这么做：将牛油果种子洗净，将 3 根牙签插入种子中，使种子悬空，宽头朝下放在装满水的玻璃杯中。尽量将玻璃杯放在有阳光的温暖的地方，确保水没过种子约 2.5 厘米，必要时往里加水。种子会在三到六周内发芽和生根。如果过了这段时间还没有发芽，就丢掉这颗种子尝试另一颗。当根部达到 15 厘米长时，切成 7 厘米并让其继续生长，直到长出更多的绿叶来。然后种植到良好的腐殖质土壤中，留下一半的坑用来观察状况。浇水的时候注意不要过分浸透。

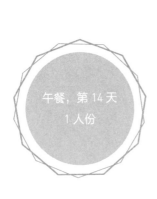

午餐，第 14 天
1 人份

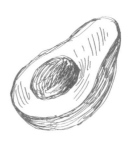

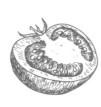

## 舰身

### ▌ 材料 ▌

1 颗大的熟牛油果，切成两半并去核

1 个番茄，去籽并切丁

2 个水萝卜，切碎

1/4 根黄瓜，切碎

1 颗小葱，切碎

### ▌ 做法 ▌

1 准备好牛油果并将其放在一边。

2 将其他切碎的食材放入一个搅拌碗中。

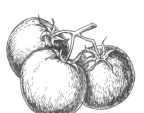

## 酱料

### ▌ 材料 ▌

2 汤匙柠檬汁

1 汤匙特级初榨橄榄油

一小撮海盐和胡椒粉

1 汤匙新鲜小茴香或 1/2 茶匙干茴香

### ▌ 做法 ▌

将所有的酱料材料搅拌均匀，令其完美结合。

### ▌ 合成 ▌

将酱料倒在蔬菜上，轻轻搅拌，把拌好的沙拉放入被掏出核的空的牛油果中。

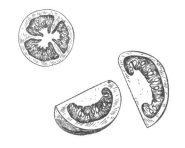

# 三色甜椒沙拉

最简单的食物也可以风味十足。这款超级生动的沙拉清脆可口。当把"彩虹的颜色"一口口送入口中时，我们也会得到多种营养素。这款沙拉搭配令人愉悦的清淡酱料，可以使午餐或晚餐成为享受。这道菜本身就很棒，也可以在上面放上一小把芝麻菜。

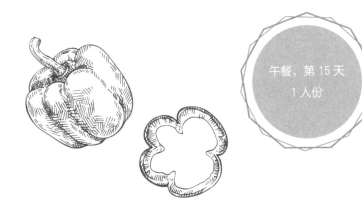

午餐，第 15 天
1 人份

## 沙拉

### 材料

1/2 个红色、黄色和橙色甜椒各一份，切薄片

1 个小的西葫芦，切薄片

2 汤匙切碎的甜洋葱

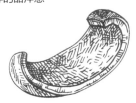

### 做法

1 去除甜椒内部的种子和白色脉络部分。

2 将甜椒和西葫芦切成火柴棍大小的条状。

3 将其放入碗中并加入切碎的甜洋葱。

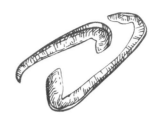

## 酱料

 材料 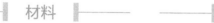 做法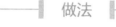

3 汤匙特级初榨橄榄油

1/4 茶匙牛至

1/4 茶匙百里香

1 茶匙新鲜罗勒，切丝

1/2 颗柠檬

海盐和胡椒（根据口味适量添加）

将所有酱料材料放入碗中搅拌均匀，使其乳化。

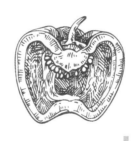

 合成

1　在酱料碗中加入切好的甜椒、西葫芦和洋葱，并搅拌。

2　将其盛放在一个碗里，便可食用。

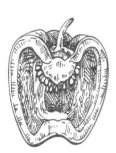

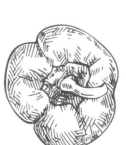

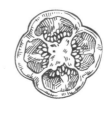

# 无油豆薯条配烧烤酱

如果认真探寻一块几乎无味的块茎植物的味道，你会发现别有洞天。"酥脆"这个词很好，尝起来酥脆的食物更能带来满足感和愉悦感。当你还是个孩子的时候，你是否曾喜欢炸薯条再配上一杯可乐？现在我们可以兼顾味道和健康。我们不建议用可乐来搭配豆薯（jícama）薯条，但你可以在气泡水中加一点点碎的新鲜生姜，再加一点柠檬和一点枫糖浆，它可能会让你回想起那些无忧无虑的日子。

如果你对豆薯及其树皮般的外皮还不太了解，那么第一眼看上去它可能像块令人生畏的树根。要说它的味道的话，倒是可以用松脆、清甜、多汁来形容，通常会和柠檬一起吃，也可以拌些辣椒粉生吃。很多超市都可以发现它的身影，特别是在拉丁美洲、墨西哥或亚洲市场里。豆薯在食用前需要去皮，用土豆削皮器或者锋利的小刀都可以。把头尾两端切掉，将刀置于豆薯皮下，顺着其玲珑的曲线去掉外皮，同时切掉一些很硬的露在外面的纤维。在这点上，马铃薯削皮器是可以去除硬纤维的，只需在嫩白色的果肉上用削皮器刮过。豆薯是一种很棒的蔬菜，可以配上蔬菜蘸酱和牛油果酱，再切碎做成沙拉。如果你找不到豆薯，你可以用芜菁、萝卜或芜菁甘蓝代替，它们也是根茎类蔬菜——但是跟豆薯并不完全一样，所以花点时间去找还是值得的。

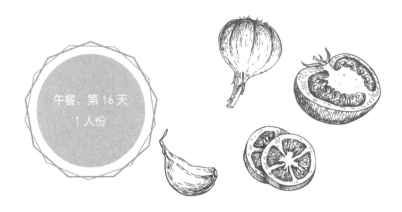

午餐，第 16 天
1 人份

## 薯条

### ——┃ 材料 ┃——

1 个中等大小的豆薯，去皮

1 棵青葱，葱白和葱绿都切碎

1 汤匙特级初榨橄榄油（如果需要的话可以在薯条上涂一点）

1/8 茶匙彩椒粉

1 汤匙混合辣椒粉

1/8 茶匙洋葱粉

海盐（根据口味适量添加）

### ——┃ 做法 ┃——

1 先将去皮的豆薯竖着切片，然后将它们切成法式炸薯条大小的条状。

2 将所有配料放入碗中，然后搅拌一下，让豆薯条表面充分裹匀调料。盖上一只碗，放入冰箱腌制约一小时。

 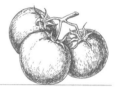

## 烧烤酱

### ——┃ 材料 ┃——

3/4 杯干番茄，浸泡 1—2 小时，直到泡软

2 汤匙苹果醋

1 小瓣蒜

1 棵小葱，葱白和葱绿略切碎

2 颗椰枣，略切碎

1/2 汤匙枫糖浆

1/8 茶匙第戎芥末

1/2 茶匙塔迈里酱油

1 茶匙柠檬汁

少量洋葱粉

少量彩椒粉（根据口味适量添加）

海盐和胡椒粉（根据口味适量添加）

1/2 杯的干番茄水（如需要，可加更多）

### ——┃ 做法 ┃——

1 将番茄从浸泡的水中取出，保留水分。

2 将番茄和剩余的材料放入破壁机中搅拌至浓稠状，为了达到所需质地，可以根据情况多加一些浸泡番茄的水。

3 烧烤酱做好后质地浓稠、甜辣可口。如果喜欢吃辣，可多加入些辣椒粉来满足个人口味。

### ——┃ 合成 ┃——

从冰箱里取出豆薯条，放在碗里或盘子里，将烧烤酱倒入一个小碗中方便蘸取。

# 简单的三明治

你可能想象不到这个食谱会有多么令人满意，好吃到可能会让你想连续吃三天都停不下来。而且这个餐点也特别容易制作。酥脆又顺滑的口感配上洋葱的甜味，让这份三明治变得完美。

午餐，第 17 天
1 人份

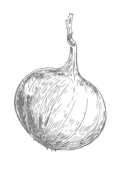

## ━━━┃ 材料 ┃━━━

2 片皱叶甘蓝叶，或绿色卷心菜叶

无大豆素食蛋黄酱（做法可参照番茄盅
　　中的素食蛋黄酱制作过程）

6 薄片牛油果

4 段黄瓜，去皮、切成薄片

2 片甜洋葱或紫皮洋葱

2 片番茄

一小撮海盐

## ━━━┃ 合成 ┃━━━

1　用削皮刀尽可能切下卷心菜叶的脉络部分。

2　在两片叶子上涂上蛋黄酱，每片叶子上放 3 片牛油果，再放上黄瓜、洋葱和番茄片。加一点点盐，就可以吃了，这是敞口式的三明治。如果你想再做一个吃也完全没问题！

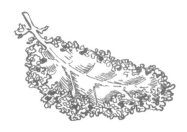

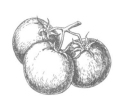

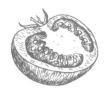

# 苹果、紫甘蓝、甜菜沙拉

蔬菜和水果的沙拉组合在碗中一混合，所有的味道和营养都变得活跃起来。为"你自己"留出几分钟的时间，这是一道值得慢慢咀嚼的午餐可以让下午的时光更加生动多彩。富含维生素 C 且能增强免疫系统的甜菜，富含维生素 K 和 B6、钾元素、核黄素、铜元素的苹果，都会让你充满创造力和活力。再加上具有抗癌功效的十字花科的卷心菜，还可以降低罹患糖尿病、肥胖和心脏病的风险，卷心菜中的维生素 E 还将使你拥有健康的肤色，如此你便拥有了超值的午餐。

午餐，第 18 天
1 人份

## 沙拉

### 材料

3/4 杯切成细丝的紫甘蓝

1 颗小甜菜， 去皮切成薄片，然后切成
细条

1 个澳洲青苹果，去芯切成薄片，然后
切成细条

1 汤匙切得很碎的红洋葱

1/4 杯子大致切碎的核桃

6 片薄荷叶，切碎

海盐（根据口味适量添加）

### 做法

准备好食材， 放在一个搅拌碗里，撒上
一点盐。

## 酱料

### 材料

2 汤匙特级初榨橄榄油

2 汤匙苹果醋

2 茶匙枫糖浆或甜味剂（非白糖）

海盐和黑胡椒粉（根据口味适量添加）

### 做法

1　将所有材料搅拌在一起，并品尝
一下。

2　如需要，可加入更多甜味剂或盐和
胡椒粉。

### 合成

1　将沙拉倒入一个大碗中，将所需量
的酱料倒在沙拉上并拌匀。

2　沙拉拌好后即食或放下冰箱冷藏15
分钟后食用味道更佳。

# 羽衣甘蓝卷

羽衣甘蓝来自遥远的地中海。古希腊和古罗马的历史中就有关于羽衣甘蓝的记载，之后又传入了法国和英国。羽衣甘蓝可提供维生素 B6、C、A 和 K，富含多种矿物质，据说有助于预防癌症，并将致癌物质带出体外。快来吃你的绿色蔬菜、保持健康吧！

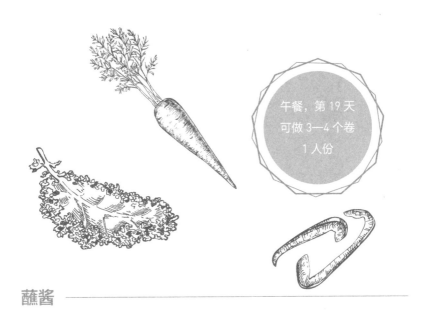

午餐，第 19 天
可做 3—4 个卷
1 人份

## 蘸酱

| 材料 | 做法 |
| --- | --- |
| 1/4 杯杏仁奶油<br>1 汤匙枫糖浆<br>1/2 茶匙柠檬汁<br>1—2 滴塔迈里酱油<br>温的过滤水 | 在碗中或搅拌器中将所有酱料搅拌均匀。 |

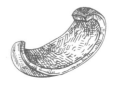

# 羽衣甘蓝卷

## 材料

4 片羽衣甘蓝叶

4 茶匙杏仁奶油（ 分别放在每片甘蓝叶子上）

1/2 个大牛油果

1/2 根成熟的香蕉

1/2 杯豆芽或切碎的罗马生菜( 任选齐一 )

1/2 杯切碎的胡萝卜

1/2 杯甜菜，切丝

1/2 个红甜椒，切成细条

2 棵小香葱，葱白和葱绿部分切成小段

4 茶匙葵花籽

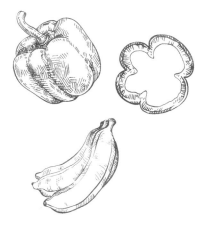

## 做法

1 用干净的棉质厨房巾或纸巾擦洗叶子并轻拍，吸干水分。

2 用小刀小心地从叶子上去掉脉络部分。如果需要，可用少量柠檬汁和盐擦拭叶子， 或用温水冲一下，将叶子稍微软化。

3 一些羽衣甘蓝叶可能很大， 所以既可以使用整个叶子也可以取下中心脉络部分并用一侧的叶子进行包裹。将叶子平放在砧板上，有光泽的一面向下。

4 将杏仁奶油分别放在 4 片叶子上。

5 将牛油果和香蕉一起捣碎，抹在叶子上。

6 在牛油果香蕉混合物上面分别放上豆芽、胡萝卜、甜菜、红甜椒，小葱，最后再撒上一些葵花籽打顶。

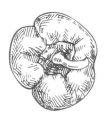

## 合成

将需要被包裹的配料放在叶子上后，从叶子的一端开始紧紧地卷起，卷好后用牙签固定，最后配上蘸酱即可食用。

**TIP**

你还可以随意将任何吃不完的蔬菜添加进来。如果要带走的话，用纸巾包把卷包好，并放入带盖的容器中。

# "面条" 配亚洲酱

将西葫芦、红薯和白萝卜混合，或从中选择一或两个你最喜欢的。奶油般的蘸酱会让你无论选择何种蔬菜"面条"都能增添无限风味。

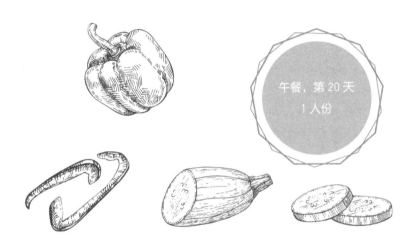

午餐，第 20 天
1 人份

## "面条" 沙拉

### 材料

（大约）2 杯蔬菜组合（以下任选）：
　白萝卜、红薯、西葫芦
1/4 杯切碎的紫甘蓝
1/4 杯红色或黄色甜椒，切成细条
一小撮海盐

### 做法

1　使用螺旋切割机或土豆削皮器将蔬菜变成面条状。

2　将紫甘蓝用锋利的刀或四面刨刀切碎。

3　将甜椒切成细条。

4　加一小撮盐，然后搅拌匀。

# 亚洲酱

## ▐ 材料 ▐

1 茶匙枫糖浆或甜味剂（非白糖）

1 汤匙苹果醋

1 茶匙芝麻油或芝麻酱

1 茶匙特级初榨橄榄油

2 茶匙塔迈里酱油

2 茶匙青柠汁

1/2—1 茶匙去皮且切碎的姜

1 小瓣蒜，切碎

1 汤匙香菜

## ▐ 做法 ▐

1 将所有配料放入破壁机中搅拌均匀（或者，也可以将姜、大蒜和香菜尽可能切碎，切得越细越好）。

2 如觉得有必要可以品尝一下并调整配料用量。

## ▐ 合成 ▐

1 准备吃的时候，放入所需量的酱汁并与蔬菜面条混合到一起。

2 如果不是做完后立即开始吃，把酱汁放在罐子里，直到吃沙拉的时候再打开。

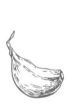
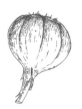
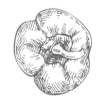

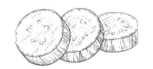
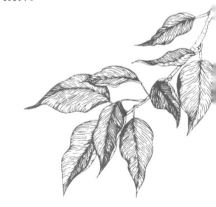

**TIP**

可以请你的杂货店店主将白萝卜切成小块，这样你就不必购买整个，因为有的萝卜可能个头很大以免浪费。

# 罐子沙拉

这种颜色和纹理的组合会让你有一种健康向上的感觉。鲜绿色原本就能给人一种健康的感觉，添加了橙色和黄色后，这个罐子仿佛可以唤醒夏天了。当打开罐子并倒进碗里时，新鲜食物的芳香气味四溢。

这道沙拉的优势在于可以提前做好，能够在工作或旅途中随身携带。沙拉准备好后，在准备吃之前上下摇动罐子，然后将其倒入沙拉碗中就可食用啦。由于配料放在罐子的底部，娇嫩的蔬菜和绿叶不会变潮。晚上准备好后，早上就可以直接带走了。

我们制作罐子沙拉的秘诀：

1. 配料先放入罐子里。
2. 接下来是坚硬和比较厚实的蔬菜。
3. 再放坚果和葡萄干或蔓越莓干。
4. 最后放入绿色蔬菜。

如果你没有时间每天都做沙拉，可以一次制作两份沙拉，然后装在有盖子的罐子里冷藏 2 天。

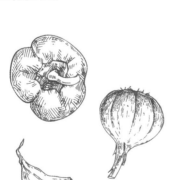

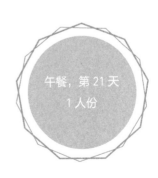

午餐，第 21 天
1 人份

## 酱料

### 材料

1 瓣大蒜，压碎

1/2 个柠檬的柠檬汁

1 茶匙塔迈里酱油

1—2 茶匙压碎的酸豆

1/2 茶匙普罗旺斯香料

海盐和胡椒粉（根据口味适量添加）

3 汤匙特级初榨橄榄油

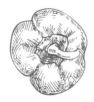

### 做法

1 将除橄榄油外的所有配料放入一个小碗中，然后慢慢加入橄榄油，一次滴几滴，一边滴一边搅拌来融合调味配料。

2 酱料一旦开始乳化了（乳化很容易辨别，因为乳化后配料看起来有奶油的质地），剩下的油你就可以倒得更快一点。如果需要，品尝一下，调整调味用料。

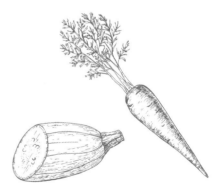

## 沙拉

### 材料

1/8 杯玉米粒

1/8 杯切碎的胡萝卜

1/8 杯切碎的红色或黄色甜椒

1/8 杯去皮、去籽、切成小块的黄瓜

1/8 杯切碎或切丝的紫甘蓝

1/8 杯切丝的西葫芦

切碎的深色绿叶蔬菜任选，填补罐子剩下的部分

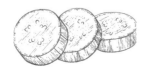

### 合成

1 将所需量的酱料放在一个 500 毫升容量大小的玻璃罐的底部。

2 按照沙拉材料表列出的顺序装入罐子。

3 盖上盖子，储存在冰箱冷藏，准备吃或要随身带走的时候取出即可。

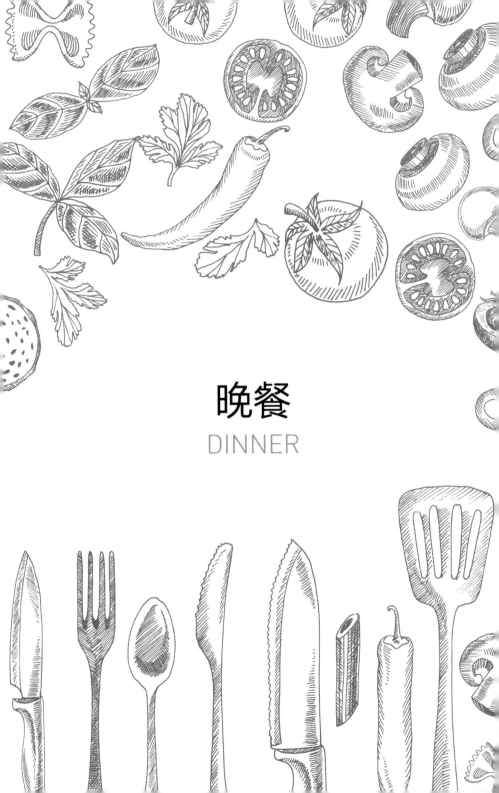

晚餐

DINNER

一碗端（Buddha Bowl）

（第 1 天）

西葫芦丝

（第 2 天）

酿褐菇

（第 3 天）

芝士面条

（第 4 天）

西葫芦意大利饺配番茄香蒜沙司

（第 5 天）

三色甜椒沙拉

（第 6 天）

胡萝卜奶油暖汤

（第 7 天）

牛油果酱与蔬菜棒

（第 8 天）

甜玉米杂烩浓汤

（第 9 天）

活力汤

（第 10 天）

酿大利蘑菇

（第 11 天）

羽衣甘蓝卷

（第 12 天）

西葫芦丝配意大利香辣番茄

（第 13 天）

辛香辣椒碗

（第 14 天）

泰式"面条"

（第 15 天）

番茄、黄瓜、甜洋葱沙拉

（第 16 天）

咖喱椰子意大利面

（第 17 天）

温暖面汤

（第 18 天）

素食沙拉

（第 19 天）

酿红甜椒

（第 20 天）

羽衣甘蓝碎配腰果酱

（第 21 天）

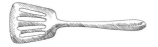

# 一碗端

如今风靡全球的"一碗端（Buddha Bowl）"是一道营养均衡的食物。它制作简单，看起来也很漂亮，可以用冰箱里的任何蔬菜做成。这道菜很好地平衡了各种蔬菜、种子和脂肪，也可以搭配有水果和种子的早餐。以下配方是我们最喜欢的简单版本之一。

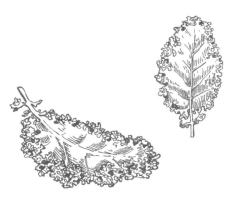

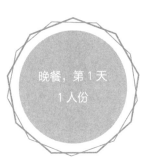

晚餐，第1天
1人份

## 羽衣甘蓝

### ▌ 材料 ▌

3—4 片羽衣甘蓝叶，去掉脉络部分
1—2 滴特级初榨橄榄油
挤压几滴柠檬汁
一小撮海盐

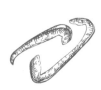

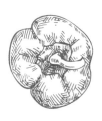

### ▌ 做法 ▌

1　将羽衣甘蓝叶切成可直接入口大小的碎片或切成带状，并加入几滴橄榄油，挤一点柠檬汁，撒上盐。

2　用双手按摩羽衣甘蓝叶使其软化。

## 蔬菜

### 材料

1/2 个大胡萝卜，去皮切成小块

1/4 个中等大小的红薯，去皮，切成条
  状或用削皮刀切成丝带状

1/2 杯（如果需要可加量）紫色或白色卷
  心菜，切碎

1/2 个中等大小的牛油果，切薄片

1/4 个红甜椒，切成火柴棍大小的碎条

1 茶匙南瓜籽，用于打顶

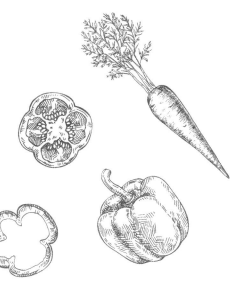

## 酱料

### 材料

2 茶匙特级初榨橄榄油

1 汤匙苹果醋

1 汤匙塔迈里酱油

1 小瓣蒜，切碎

1 汤匙营养酵母

1 汤匙杏仁奶油或 1 小把腰果（根据需
  要的酱料口感自行添加）

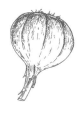

### 做法

1　将所有酱料放入带盖子的罐子中，
  拧紧盖子，剧烈摇晃直至混合均匀。

2　根据想要口感的浓稠，可以适量
  加水。

### 合成

1　把羽衣甘蓝叶放在一个宽口碗的最
  底层，将上述提到的蔬菜堆成小土
  墩状。

2　根据自己的喜好倒入适量的调料。

# 西葫芦丝

西葫芦拥有较高的含水量，富含纤维且热量低，是适合减肥的食物。其中的一系列营养成分还包括叶酸、维生素 A、钾、铜和磷。它还有高含量的 OMEGA-3 脂肪酸、烟酸、B 族维生素、锌和钙质。也因此，西葫芦被用到世界各地的美食中。这个食谱虽然只有六种成分，却能让你在享用后充满活力。我们相信这会成为你最喜欢的餐食之一。

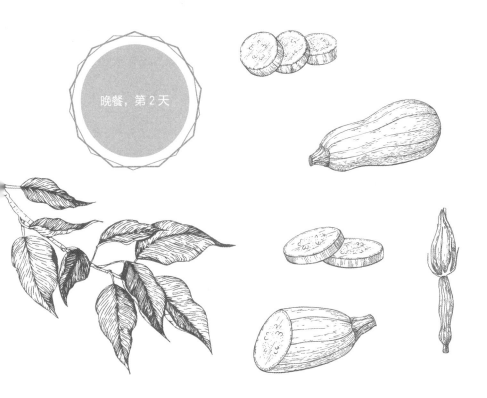

晚餐，第 2 天

## ▌ 材料 ▐

1 个大西葫芦，使用宽边削皮器切成条
带状

1/4 杯黑橄榄切片

1/4 杯松子

几滴特级初榨橄榄油

一小撮海盐和黑胡椒粒

## ▌ 做法 ▐

1　将西葫芦、黑橄榄和松子放入搅拌
碗中，淋上特级初榨橄榄油，根据
口味加上适量的海盐和黑胡椒粒。

2　放在一个大碗里搅拌好即可食用。

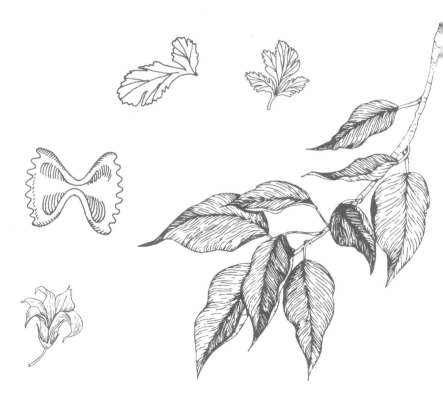

# 酿褐菇

褐菇（Portobello Mnshroom）的口感使它成为许多凉菜中常见的身影，腌制后味道更佳。将罗勒香蒜沙司（Basil Pesto）佐以调味，就变成了一道精美的菜肴。这种香蒜沙司配方放在西葫芦"面条"上也会非常美味。

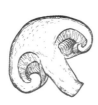

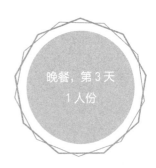

晚餐，第 3 天
1 人份

## 蘑菇

### 材料

3 个小褐菇

2 汤匙特级初榨橄榄油

2 汤匙塔迈里酱油

1 小把芝麻菜（用于上菜摆盘）

1 汤匙柠檬汁加上菜用的 1 小块柠檬

1 个樱桃番茄，切片，用于打顶

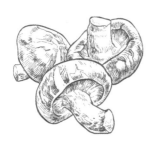

### 做法

1　取下蘑菇的根茎，用湿纸巾轻轻擦拭蘑菇，清除污垢。

2　将蘑菇菌盖和根茎都放入碗中，用勺子盛橄榄油和塔迈里酱油淋到蘑菇上，确保蘑菇的空心也覆有腌料。如有必要，可以多加一点橄榄油或塔迈里酱油。

3　腌制至少半小时，其间翻转一次，确保能腌到蘑菇菌盖。

4　将芝麻菜放入搅拌碗中，在上面淋上少许橄榄油。

5　加入少许盐和柠檬汁，并与芝麻菜混合。

## 罗勒香蒜沙司

### ▮ 材料 ▮

1/4 杯松子和核桃组合（也可以全都是松子或全都是核桃）

1 杯压实的罗勒叶

2 小瓣蒜，大致切碎

一点营养酵母（可选）

海盐和胡椒粉（根据口味添加）

1 汤匙特级初榨橄榄油

### ▮ 做法 ▮

1  将坚果放入料理机中，脉冲 2—3 次直到全部打碎。

2  加入罗勒、大蒜、营养酵母（可选）、盐和胡椒粉。

3  再次脉冲 3—4 次，刮下侧面的酱，通过进料管加入橄榄油，继续脉冲打碎。如有必要，可加入 1/2 茶匙过滤水。

4  品尝并调整盐和胡椒粉的用量。

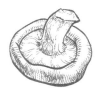

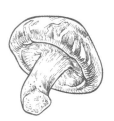

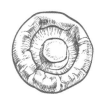

### ▮ 合成 ▮

1  拿一个辅助盘子并在上面摆好加工好的芝麻菜。

2  把香蒜沙司放在每个蘑菇的空心处，再把蘑菇摆放在芝麻菜上。

3  每个蘑菇上面放一片樱桃番茄再加一小勺蘑菇腌汁。用柠檬块给每个蘑菇上挤一点点柠檬汁。

4  酿褐菇就大功告成啦！

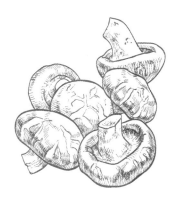

# 芝士"面条"

是的，又是西葫芦，但这次是黄色的西葫芦（如果可能的话），并且这次是搭配可口的奶油酱。我们知道对许多人来说放弃奶酪是很困难的事，但是众所周知，过多摄入奶酪会给身体造成负担，如果不是有机的，它还可能会因牛肉注射问题而携带激素和类固醇，这听起来可不太好。而且很多人对奶酪过敏但自己并不知道。这个配方将避免奶酪可能给身体带来的所有麻烦。奶油般的芝士酱与"面条"完美搭配。即使没有奶酪也是有生命的！

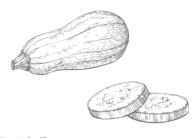

晚餐，第 4 天
1 人份

## "面条"

### 材料

1 个大的或 2 个小的黄色西葫芦（如果可能的话）

### 做法

使用土豆削皮器制作意大利宽面条式的西葫芦条。

**TIP**

西葫芦容易出水，所以在使用前最好放些盐腌制 15 分钟以上让其脱水。如果因为出水导致不能立即吃，先不要添加奶酪酱，因为从"面条"中释放出来的水分会稀释酱汁。"面条"可以在前一天晚上制作好并保持冷藏。另外，还可以在白天制作，略微腌制并放在橱柜台面上，直到准备晚餐时倒提西葫芦析出的水后使用。

> **注意** 需将腰果浸泡 2 小时以上。浸泡后，腰果更易融合成酱和被消化，但如果你没有浸泡它们，也依然可以按食谱制作。

# 芝士酱

## 材料

1 杯腰果，浸泡 2 个小时以上并冲洗干净

2/3 杯过滤水

2 汤匙精细切碎的新鲜迷迭香，或 2—3 茶匙干迷迭香（推荐使用新鲜的）

2 汤匙特级初榨橄榄油

海盐和胡椒哦粉（根据口味添加）

$1\frac{1}{2}$ 汤匙柠檬汁

3 茶匙塔迈里酱油

3 汤匙营养酵母

## 做法

1 将所有配料放入破壁机中，搅拌混合成浓稠的奶油状。

2 如有必要，可加入更多水，但要保证酱料的浓稠。可品尝一下并调整调味料用量。

3 如果想要咸一点，多加一大滴塔迈里酱油。

4 如果实在太稠了，加一茶匙或两茶匙水，如果质地太稀，再加几个腰果继续搅拌。

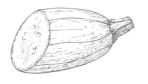

## 合成

1 将"面条"放入碗中，用勺子盛出所需量的芝士酱。可以放在平底锅或炉灶上稍微加热一下再吃。不要太热——因为要保持其裸食的状态。

2 如果过热，酱油可能会变稠。

3 将芝士"面条"放入碗中，再加入新鲜的现磨胡椒粉。

4 剩余的芝士酱可以冷冻起来

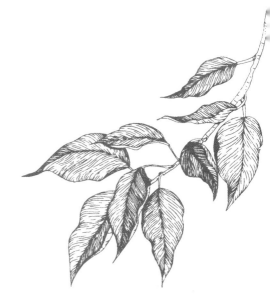

# 西葫芦意大利饺配
# 番茄香蒜沙司

如果你有一个菜园，你就会知道为什么在收获时你总会漏过 1—2 个西葫芦。对于那些对西葫芦还不太了解的人来说，他们错过西葫芦的原因是由于这些植物往往藏在巨大的叶子下面。你认为你已经找到了所有的西葫芦，两天后，你再次回来收获——低头一看——天哪，这里有你之前未发现的巨型西葫芦。有史以来最大的西葫芦长约 1.76 米，重约 30 公斤。西葫芦的能量具有"国际血统"，你几乎可以在世界任何地方找到西葫芦，它们太受欢迎了。

晚餐，第 5 天
1 人份

## 意大利饺

### 材料

1 个西葫芦，去皮并切去两端——为了意大利饺的圆皮，找一个"胖一点"的西葫芦吧

一 小撮海盐

2 汤匙柠檬汁

少量特级初榨橄榄油

4 片罗勒叶，剪成条状，用于打顶

### 做法

1 将西葫芦切成圆片，每片厚度 0.5 厘米左右。

2 意大利饺的饺子皮要使用最大的那些西葫芦圆片。如果你有蔬果刨，那么切薄片就最省事了。

3 将圆片放在盘子里，撒上盐、柠檬汁和橄榄油。腌制至少半小时，偶尔翻转一下。

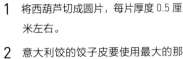

**注意** 干番茄需要浸泡。请参阅下面干番茄沙司部分中的说明。

## 番茄香蒜沙司

### 材料

1/2 杯干番茄

1 茶匙柠檬汁

1 瓣大蒜

1—2 颗椰枣

过滤水（根据需要添加）

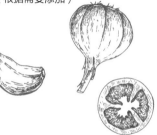

### 做法

1　将晒干的番茄浸泡在温水中一个小时以上，直至变软。如果你正在制作晚餐食谱，可以在前一天晚上或者在当天的早上浸泡。

2　干燥的番茄完全浸泡后，冲洗干净。

3　把所有材料放入料理机中进行加工，直到所有材料混合到一起变成粗糙的糊状物。如果需要，加入一茶匙水，以获得更光滑的质感。

4　将糊状物刮下来放到小碗中。

## 酱料

### 材料

1 个番茄，粗略切碎

1 瓣大蒜

1/4 个小的红色甜椒，切（掰）碎

1/4 杯黄瓜丁

少量海盐和黑胡椒粒

1/2 茶匙意大利香料

1 茶匙塔迈里酱油或 3 颗黑橄榄

### 做法

1　做完番茄香蒜沙司后，不必立即清洗料理机，继续将上述食材倒入并搅拌至混合均匀。如有必要，品尝并调整调味料用量。

2　倒入过滤网并轻轻按压，排出多余的水。

### 合成

1　将西葫芦圆切片上的水分擦去，排列在盘子上。

2　用勺子将香蒜沙司放在西葫芦圆片上，上面盖上另一个西葫芦圆片，轻轻按紧一些。

3　把番茄酱倒在意大利饺上，然后用切丝的罗勒打顶。

# 三色甜椒沙拉

请参阅第15天的午餐食谱——三色甜椒沙拉，但除了西葫芦、甜椒和甜洋葱外，还可以在这道沙拉里加上 1/2 根切成丁的黄瓜和一个去籽切丁的番茄。

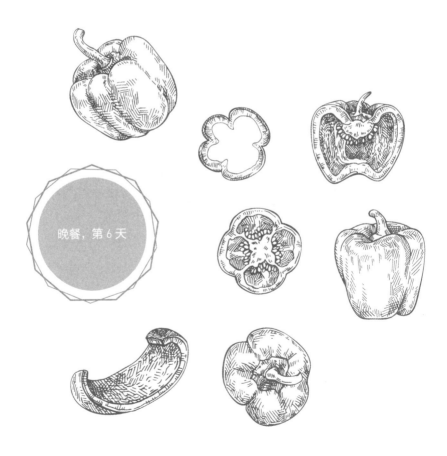

晚餐，第 6 天

# 胡萝卜奶油暖汤

相信大家都知道多吃胡萝卜有益于眼睛健康，但其实它的益处远不止这些。胡萝卜还含有 β - 胡萝卜素、纤维素以及维生素 A、K 和 B1、叶酸、钾、铁、铜和锰等多种对人体有益的元素。一种蔬菜中有这么多养分，当然值得把它做成一道汤了。无论是在阳光明媚或还是寒风呼啸的日子，它的绚丽色彩总能为你带来愉悦心情。

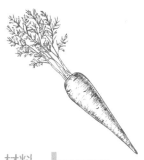

晚餐，第 7 天

1 人份

## ▐ 材料 ▐

1.5 杯过滤水（若要汤更浓稠可用胡萝卜
　　汁代替）

1 杯大致切碎的胡萝卜

1/4 杯腰果

1/2 个小牛油果

1 茶匙枫糖浆或甜味剂（无白糖）

1/2 块姜，去皮

1/2 茶匙咖喱粉

1 块柠檬或 2.5 厘米长的柠檬草，切碎

1 把无糖椰子片

1 茶匙塔迈里酱油

海盐和黑胡椒粉（根据口味添加）

特级初榨橄榄油，用于打顶

切碎的香菜，用于打顶

## ▐ 做法 ▐

1　将水和胡萝卜用料理机搅拌混合均匀，直到质地光滑。

2　加入剩下的食材，搅拌至顺滑呈奶油状。可以把汤在炉子上稍微加热，或者如果你有 Vita-mix 破壁机的话，使用高温设置也可以达到同样的作用，但请注意不要过热以保持食物的裸食状态。

3　把汤倒入碗中，上面淋上一点橄榄油，加一些切碎的香菜和胡椒粉。

4　这道汤在室温下也很美味，是一道很棒的外带午餐。

# 牛油果酱与蔬菜棒

这是一道经典菜肴，因为它不论何时何地都受到欢迎，这也奠定了它的地位。为什么还要费尽心思搞出创意？厨师们尝试过在它上面变变花样，但并不成功，不如去试试别的东西，让牛油果酱就这样安静地做它自己吧。成熟的牛油果并不总是那么容易找到的，所以你必须提前做好计划。如果买回来的时候它们还很硬，以下方法可以加速其成熟：将一个或两个牛油果放入棕色纸袋中，再放入苹果或香蕉。将袋子密封起来，两到三天内，水果会释放气体，使牛油果成熟。当你从袋子中取出成熟的牛油果时，最好再放进去一两个坚硬的牛油果到袋子里，这样就能及时为你的下一个食谱做好准备。在这个食谱中，奶油般的质地，足以满足你对牛油果的渴望了。牛油果酱搭配清爽的蔬菜，最适合坐在沙发上看电视的简单夜晚。

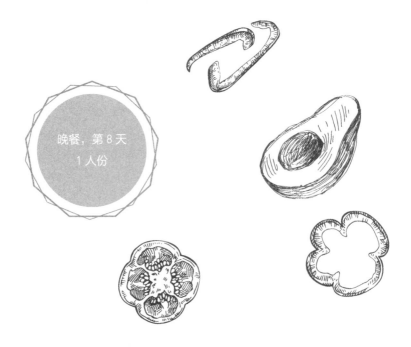

晚餐，第 8 天
1 人份

## 牛油果酱

### ▌ 材料 ▌

1 个牛油果，对半切、去核，将果肉从
　壳中用勺舀出来
2 汤匙切细碎的紫洋葱或甜洋葱
1 个青柠的果汁
2 汤匙切成小丁的番茄，去籽
1 汤匙切碎的香菜
墨西哥辣椒，切碎的尺寸取决于你对辣
　味的偏好（可选）
海盐（根据口味适量添加）

### ▌ 做法 ▌

1　首先 用叉子或刀轻轻捣碎牛油果肉，
　　再用搅打器搅拌至顺滑。

2　将洋葱、青柠汁、番茄、香菜、墨
　　西哥辣椒和海盐加入到捣碎的牛油
　　果中，直到其完美融合到一起。

3　可以品尝下，如果味道不够浓可以
　　再加入更多的海盐或青柠汁。

## 蔬菜棒

### ▌ 材料 ▌

胡萝卜
红甜椒
黄瓜
豌豆
芹菜

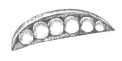
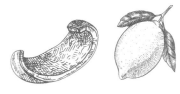

### ▌ 做法 ▌

1　胡萝卜、红甜椒、黄瓜、芹菜切成
　　火柴棍大小，可用于蘸酱。

2　豌豆直接拌酱食用即可。

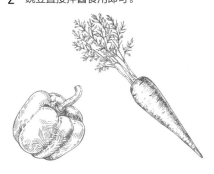

### ▌ 合成 ▌

在盘子的中央舀上一大匙牛油果酱，将
蔬菜放在外围。

**TIP**

在盘子的中央舀上一大匙牛油果酱，将蔬
菜放在外围。

# 甜玉米杂烩浓汤

甜玉米杂烩浓汤，一道丰盛的晚餐。玉米和奶油腰果可以搭配出可口的健康餐食，这道汤还给饭后甜点的摄入留下了一点点空间。如果你使用 Vitamix 破壁机，可以在破壁机中稍微给汤加热。或者，可以在炉子上稍稍给汤加热一下。推荐使用有机玉米，在超市或健康食品商店经常能找到新鲜或冷冻的有机玉米。

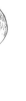

晚餐，第 9 天
1 人份

## 汤底

### ┤ 材料 ┠

1 杯玉米粒

1/4 杯腰果

1 瓣大蒜

1 茶匙特级初榨橄榄油

3/4 杯过滤水（如果需要，可以加更多）

1/4 个牛油果

少量洋葱粉

少量百里香

1—2 撮海盐

新鲜胡椒粉（根据口味添加）

1 汤匙玉米粒，与杂烩汤底分开，用于打顶

1/4 个牛油果，切块，用于打顶

2 汤匙切碎的香菜，用于打顶

### ┤ 做法 ┠

1 将所有成分（除了用于打顶的食材）搅拌融合到一起。品尝并调整调味料用量。

2 如果汤底需要加厚一点，就再添几个腰果。

### ┤ 合成 ┠

将浓汤倒入碗中，顶部放入剩余的玉米、牛油果、香菜碎，再撒上点现磨的黑胡椒粉即可。

# 活力汤

要知道，当你生吃食物的时候，吃到的是食物所含有的全部营养成分。这份汤的名字恰如其分，因为它含有丰富的维生素和营养成分，能为你提供活力。活力汤将为你带来非凡的味道，特别是当额外加入一点辣椒的时候。你的身体会愉快地吸收这碗汤里所提供的一切。如果你愿意，可以在炉子上稍微把汤加热一下，或者使用有加温功能的破壁机。

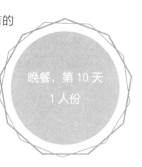

晚餐，第 10 天
1 人份

## 材料

1.5 杯椰子水（买不含糖和其他添加剂的）

一根 12 厘米左右长度的黄瓜

2 根芹菜梗

1 个苹果，去核，大致切碎

1 颗青柠的青柠汁

1 棵小葱，葱白和葱绿部分切碎

1 大把深色绿叶蔬菜（可选）：菠菜、芥蓝、去梗羽衣甘蓝或三者的组合

1 根胡萝卜，去皮、大致切碎

1 小把红枣

1/2 个牛油果

1/2 个红甜椒

1 小把新鲜什锦草本植物（可选）：香菜、薄荷、欧芹、罗勒

海盐和胡椒粉（根据口味添加）

少量辣椒（可选）

## 做法

1 将所有配料放入破壁机中打碎至顺滑。

2 混合均匀后，品尝一下味道，调整绿叶菜和调味料的用料。

3 这是一道浓汤。如果你想让它不那么浓稠，可以加一点椰子水。

4 然后放到一个大碗里上菜，如果需要可以加上顶部装饰（见下文）。

## 打顶（可选）

### 材料

1 汤匙去籽、切丁的番茄

1/4 个 牛油果，切丁

2 汤匙红辣椒，切丁

1 棵小葱，切碎

1 汤匙食用红藻片

1 汤匙切碎的新鲜香菜、罗勒叶或薄荷叶

# 酿大利蘑菇

大利蘑菇（Cremini Mushroom）是一种成熟度适当的白蘑菇（双孢蘑菇），虽然不像褐菇那样成熟，但有时也被当成小褐菇出售。它们比白蘑菇的各种变种更美味。购买时，如果蘑菇是敞开的并且暴露了里面的菌褶，那么它就不是新鲜的了。大利蘑菇含有维生素 B12 和 B6、核黄素、烟酸以及钾元素和其他有益矿物质。

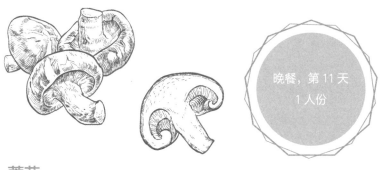

晚餐，第 11 天
1 人份

## 蘑菇

### 材料

8 个大利蘑菇

2 汤匙塔迈里酱油

1—2 茶匙特级初榨橄榄油

1 棵葱，切碎，用于打顶

2 茶匙切碎的罗勒叶，用于打顶

### 做法

1 用湿纸巾擦拭蘑菇并去除茎部。

2 切掉棕色的末端，将蘑菇茎细细切碎。

3 把塔迈里酱油和橄榄油放在一个小碗里混合在一起，并用其腌制蘑菇的菌盖和茎部。

> **注意** 葵花籽和干番茄需要浸泡。下文会对浸泡的方法作进一步说明。

## 馅料

### 材料

3/4 杯葵花籽，浸泡 2—3 小时

1/2 杯干番茄，浸泡 2—4 小时，至其变
得柔软

1 汤匙柠檬汁

1 茶匙意大利调味料

1 瓣大蒜，切碎

海盐和胡椒粉（根据口味添加）

2—3 汤匙过滤水（根据馅料需要切碎的
程度酌情增减）

### 做法

把上述馅料放在食品料理机中，脉冲切
碎，将料理机林壁侧面的食材刮下来。

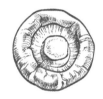

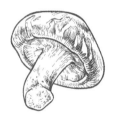

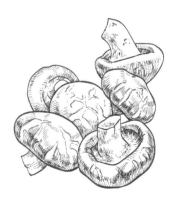

### 合成

1 将混合物刮入碗中，加入切碎的蘑
菇茎，轻轻搅拌到一起。

2 品尝一下盐和胡椒粉的用量，并根
据需要酌情添加。

3 从腌制酱汁中取出蘑菇菌盖，并用
馅料填充。

4 用葱和罗勒装饰一下，摆到盘中，
最后用汤匙盛点腌泡汁浇在上面。

# 羽衣甘蓝卷

作为包裹着奶油般丝滑口感馅料的蔬菜小卷，这道菜可谓是派对上的美味小食。坚固的羽衣甘蓝叶子作为包装再适宜不过了，它将所有食材都整齐地卷在里面并稳稳地包裹着。

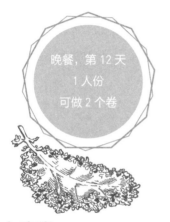

晚餐，第 12 天
1 人份
可做 2 个卷

## 包裹卷

### 材料

2 片大的羽衣甘蓝叶

1/2 个牛油果

1—2 茶匙素食蛋黄酱

2 汤匙切碎的甜洋葱或紫洋葱

6—8 片中等大小的黄瓜，切成火柴棍大小

6—8 片中等大小的红甜椒，切成火柴棍大小

4 片芒果片，用中等大小的芒果

少量豆芽或切成薄片的生菜（任选）

海盐（根据口味适量添加）

### 做法

1　使用削皮刀尽可能地将羽衣叶坚硬的脉络切平。

2　或者，如果你想让叶子更柔软一点，将叶子在非常温暖的水中浸泡约 15 分钟。

3　将牛油果、蛋黄酱和洋葱放在一起，捣碎。

4　将羽衣甘蓝叶有光泽的一面朝下，并将牛油果混合物分别抹在两片叶子上。

5　请在距离底部 5 厘米左右的位置开始抹，并逐渐蔓延抹到菜叶边缘。

6　将蔬菜均匀地分开并摆放在牛油果混合物上。

7　最后将豆芽、切碎的生菜和海盐撒在上面。

8　从最靠近你的一端开始卷，每滚一圈后都轻轻拉动一下叶片以确保馅料的填充饱满，滚到最后，用牙签将其固定在一起。

# 西葫芦丝配
# 意大利香辣番茄

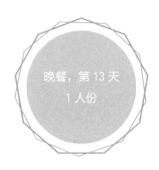

晚餐，第13天
1人份

Arrabbiata 在意大利语中是愤怒的意思，而当作为一种酱汁时，它指的是辣椒的辣味。意大利人懂得美食，所以我希望不要冒犯他们，因为我们的酱汁并没有煮熟，我们的意大利面也不是通心粉。然而，为了与传统保持一致，我们的 Arrabbiata 酱汁必须尝起来能让人"火冒三丈"，辣的程度可以根据你的喜好而定。

## 香辣番茄

### 材料

1 杯樱桃番茄

1 瓣大蒜，切碎

1.5 汤匙特级初榨橄榄油（根据口味添加）

1 茶匙酸豆

1/4 杯黑橄榄，大致切碎

4 片大罗勒叶，切成带状

海盐和胡椒粉（根据口味适量添加）

红辣椒片或少许红辣椒粉（根据品味确定放入的量）

少量帕尔玛坚果干酪

### 做法

1 将每颗樱桃番茄对半切开放入碗中。

2 加入大蒜、橄榄油、酸豆、黑橄榄、罗勒叶、盐和胡椒粉。

3 加入辣椒片或少许红辣椒粉调味。

4 轻轻搅拌将其混合均匀，静置 10 分钟后再打顶。

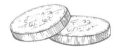

## "面条"

### 材料

1 个大的或 2 个小的西葫芦，用土豆去皮机片成带状

### 合成

1 将香辣番茄倒在西葫芦上，然后轻轻地翻搅。

2 把一些剩余的帕尔玛坚果干酪撒在上面。

# 辛香辣椒碗

这道经典菜肴有很多种诠释方法。如果这是你第一次制作这道菜，将熟悉到各种调味料和香料的用量，在今后凉爽的日子里，辣椒可以说是你最温暖的安慰。这个配方可以加热食用，但它在室温下也很美味。香料都是健康食品，所以你可以随意调味。

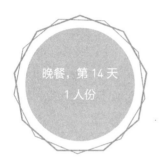

晚餐，第 14 天
1 人份

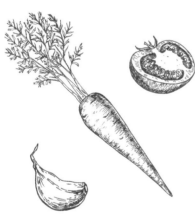

**注意** 干番茄需要浸泡。具体方法请参阅下文中的说明。

—— 材料 ——

1/2 杯褐菇

1 根小胡萝卜，切块

1/2 根芹菜梗，切块

1/4 杯红甜椒，切块

1/4 杯核桃

1/2 杯番茄，大致切碎

1/2 杯干番茄，在温水中浸泡 1 小时以上
或直到其软化（可以在上班或前天晚上睡觉时浸泡）

2 汤匙切碎的甜洋葱尝一下味道的强度，
必要时可减少用量

1 瓣大蒜

1/2 茶匙苹果醋

1 茶匙塔迈里酱油

1 茶匙辣椒粉（或根据口味添加）

1/2 茶匙小茴香

1 小片墨西哥辣椒（根据口味可选）

海盐和胡椒粉（根据口味添加）

过滤水（根据需要添加）

1/4 个牛油果，切小块，用于打顶

## 做法

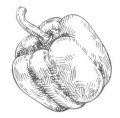

1. 将蘑菇擦清洗干净并擦拭去水分，然后把每个蘑菇切分成几块，放入食品料理机中脉冲分解成小块取出后放入搅拌碗中。

2. 向食品料理机中加入胡萝卜、芹菜梗和红甜椒，并脉冲成小块，再放入到搅拌碗中。

3. 向食品料理机中放入坚果、番茄、干番茄、洋葱、大蒜、苹果醋、酱油、辣椒粉、小茴香、墨西哥辣椒、海盐和胡椒粉，为达到所需的质地可根据需要加入水。

4. 脉冲打碎直到所有成分完美结合且质地醇厚。

## 合成

5. 品尝一下，并根据需要调整调味料，将其放入搅拌碗中，并将搅拌碗的所有成分混合到一起。

1. 将所需量的辣椒底料放入到上菜的碗中，加入牛油果打顶。这道菜至多可冷藏 4 天。

2. 辣椒可以在炉灶上稍微加温，但一定不要过热，以免煮熟食材。可储存在密封容器中。

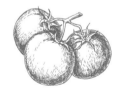

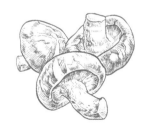

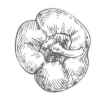

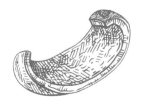

**TIP**

如果需要，可以添加几汤匙"第 16 天午餐"中介绍过的烧烤酱。

# 泰式"面条"

你可以环游世界去寻找异国情调和当地色彩，或者，如果没有时间，脱不开身，那就在厨房里用这些泰式"面条"创造一场小小的旅行吧。要知道，只要正确的食材组合到一起就可以令你的餐食提升一个台阶。我们相信你会喜欢这个配料的味道，它会让你的一餐更加美味。

晚餐，第 15 天
1 人份

## "面条"

### 材料

1 杯切碎的胡萝卜

1 杯切碎的西葫芦

1/2 杯切成薄片的紫甘蓝

1/4 杯切成火柴棍大小的红甜椒

1/2 杯豆芽（可选）

1/2 杯切碎的香菜

10 片薄荷叶，切碎

1 棵小葱，葱白、葱绿切碎

1/2 个青柠的果汁

3 汤匙切碎的腰果，用于打顶

### 做法

1 准备好所有"面条"配料并和香菜、薄荷叶和小葱一起放入碗中。

2 挤入青柠汁，搅拌下。

## 酱料

### 材料

1 块拇指肚大小的姜

1 瓣大蒜

1 汤匙塔迈里酱油

1 汤匙苹果醋

1 汤匙杏仁奶油或 1/4 杯腰果

2 汤匙特级初榨橄榄油

1 汤匙青柠汁

几滴枫糖浆或甜味剂（非白糖）

辣椒片或红辣椒粉（根据口味添加可选）

海盐和胡椒粉（根据口味添加）

### 做法

1 将所有酱料放入破壁机中，搅拌打碎至配料如奶油般光滑。

2 如果需要，可以加点橙汁或水。

### 合成

1 在准备好的"面条"上倒入所需量的调料并轻轻搅拌。

2 顶部撒上切碎的腰果即可。

# 番茄、黄瓜、甜洋葱沙拉

这道菜深受地中海风格的影响，会给你留下深刻印象，甚至可能激发出一次你的出海之旅。它的配料很清淡，可以让蔬菜原有的美味散发出光芒。你可以把几种蔬菜都切碎或是直接堆叠到一起——无论哪种方式，这都会是令你满意的一餐。

晚餐，第 16 天
1 人份

## 蔬菜

### 材料

1 个个头大的传家宝番茄，或普通的红番茄

1 根波斯黄瓜，或普通的黄瓜，需要去皮

1/4 个甜洋葱（根据需要可多加也可少加）

4 片罗勒叶，剪成带状

### 做法

将番茄、黄瓜和洋葱切成平整的片状或块状，将罗勒叶切成带状，并将所有食材放入一个大碗中堆叠起来。

> **注意** 这是一顿清淡的晚餐，可以搭配后文中"零负罪感甜点"的任一款甜点享用。

## 酱料

### 材料

1 瓣大蒜，切碎

11/2 汤匙特级初榨橄榄油

1 茶匙苹果醋

少量枫糖浆或甜味剂（任选一种，非白糖，根据口味添加）

1/8 茶匙第戎芥末酱

海盐和胡椒粉（根据口味添加）

### 做法

所有酱料成分磨碎搅拌到一起，直到完全融合。

### 合成

将调料倒在沙拉上，轻轻搅拌。

**TIP**

去掉生洋葱的两端，将洋葱片浸泡在苹果醋和水等比例整合的液体中，盖上盖子静置 20 分钟以上。即使你喜欢吃生洋葱，也不妨尝尝这些浸泡洋葱的鲜美味道。

# 咖喱椰子意大利面

生活中，无时无刻都需要一点调味剂。无论是事业、创造力还是食物，加一点点调料都会令人兴奋。如果你正在寻找令人振奋的味道，那么这款泰式菜肴就是你的最佳选择。美味的咖喱酱会让你的嘴巴得到满足。这种优于外卖的食谱很容易照章制作，既有营养价值又不失风味。你可能会向自己的家人或朋友推荐这道美味佳肴的。

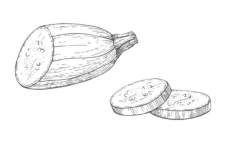

晚餐，第 17 天
1 人份

## "面条"

### 材料

1 个大西葫芦，或者 2 个小西葫芦
一 撮海盐
用于挤柠檬汁的柠檬块

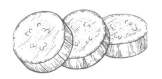

### 做法

1 将西葫芦切丝，或者用土豆削皮器做成面条状。

2 将西葫芦丝放入碗中，撒上海盐和柠檬汁。轻轻搅拌。

3 让这些面条"出出汗"，静置 15 分钟，这段时间你刚好可以用来做咖喱酱。

**TIP**

如果想要口感酥脆一些的话，可以加入切碎的腰果或切碎的胡萝卜。

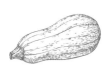

## 酱汁

### 材料

1/2 杯腰果，尽可能用浸泡过的

1/2 或 1 汤匙椰子水

1 片 2.5 厘米厚度的牛油果切片

2 个樱桃番茄，去籽

1 瓣大蒜，去皮切碎

1/2 茶匙咖喱粉

一小撮孜然

1 块指甲肚大小的姜片，去皮

少量姜黄

1 茶匙椰子汁或特级初榨橄榄油

1/8 杯香菜

1/4 杯或少量不加糖的椰子片

1—2 撮新鲜研磨的黑胡椒和海盐

一小撮辣椒粉（根据口味添加）

### 做法

1　将所有酱料放入破壁机中搅拌至均匀。

2　如果需要，可以加入更多的椰子汁，以制成奶油般光滑的酱汁。

3　最后，根据自己的喜好调整辣度和香料用量。

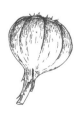

## 打顶

### 材料

1 棵小葱，切碎

3 片罗勒叶，切碎

3—4 根香菜，去掉叶子只保留茎的部分，大致切碎

少量不加糖的椰子片

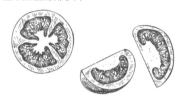

### 合成

1　将静置 15 分钟后"面条"析出的液体倒掉并轻轻拍干，再次倒掉碗中出析的液体，并将"面条"放回碗中。

2　加入所需量的酱汁，充分搅拌，将"面条"放入上菜碗中，撒上打顶的材料。

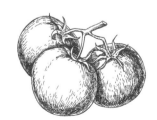

# 温暖面汤

在意大利，面条要在叉子上缠绕好几圈，然后一口吃下去。而如果你在叉子上缠绕的面太多，让一些面掉回到盘子里，就会被认为没有礼貌。在中国，习俗是吃长面条，有长寿的寓意。因此，如果你希望能够健康长寿，那么请将西葫芦"面条"尽量留长。

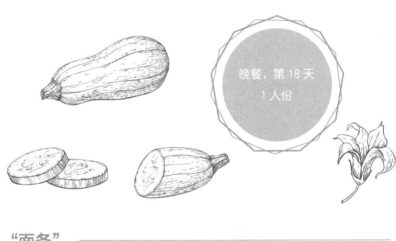

晚餐，第 18 天
1 人份

## "面条"

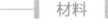

**材料**

1 根小西葫芦，去皮
一撮海盐
挤压出的柠檬汁

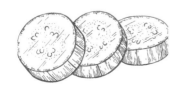

**做法**

1　将西葫芦用刀切成细条，或者用土豆削皮器来做"面条"。

2　把西葫芦面放入碗中，撒上海盐和柠檬汁，轻轻拌匀。

3　让它"出汗"15 分钟，倒掉水分并控干。

## 汤底

### ┨ 材料 ┠

1¹/₂ 杯过滤水，在炉子上加热（不要过热也不要煮沸）

4 片干香菇，浸泡在水中直至软化

1 汤匙切碎的甜洋葱

1/2 根芹菜梗，大致切碎

1/2 根胡萝卜，去皮，大致切碎

1 茶匙塔迈里酱油

1 小块姜，去皮

1 汤匙有机味噌（根据品味添加）

1/2 茶匙芝麻酱或 1 汤匙腰果

1 汤匙新鲜香菜

一小撮新鲜研磨的黑胡椒粉

1/2 瓣大蒜

### ┨ 做法 ┠

1　将温水和其他汤料放入破壁机中打碎至完全融合。

2　品尝调味料并在必要时进行调整。

3　将温热的汤底倒入一个小锅中。

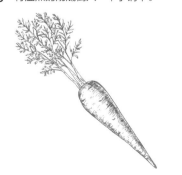

## 蔬菜

### ┨ 材料 ┠

1/2 根芹菜梗，切薄片

1/2 根胡萝卜，去皮，切成薄片或切碎

3 根荷兰豆，切成薄片（可选）

1/8 杯切成薄片或切碎的卷心菜（可选）

### ┨ 做法 ┠

准备好蔬菜并将它们放入碗中。

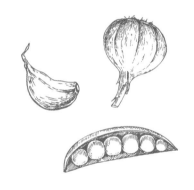

### ┨ 合成 ┠

1　将蔬菜和"面条"放入温热的汤底里，此时面条和蔬菜不仅会得到软化，同时还可充分吸收汤汁的鲜味。

2　如有必要，可以再略微加热一下汤汁，汤底隔着碗触摸起来应该是温暖的，不要过热。怎么样，是不是听起来很好吃呢？

# 素食沙拉

你可能正在考虑开一家自己的菜卷店，因为你现在很可能已经变成卷蔬菜的专家了。能够快速制作美味的食物和小吃是一项非常棒的技巧。这款沙拉可以放在罗马生菜上做成菜卷，也可以浇在大的切成条状的罗马生菜叶或者其他任何你喜欢的蔬菜上搅拌食用。

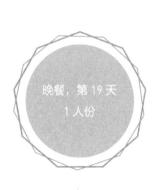

晚餐，第 19 天
1 人份

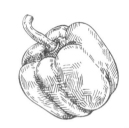

## 菜卷

| 材料 | 做法 |
| --- | --- |
| 2 至 4 片罗马生菜叶（也可任选可做沙拉的绿叶蔬菜） | 1 罗马生菜叶在鲜冷生脆的时候口感和营养价值都是最好的。 |
| 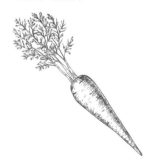 | 2 将叶子洗干净，甩掉水分，并用纸巾包起来，放入塑料袋内或再用干净的厨房纸巾包裹起来，放入冰箱冷藏 1 小时备用。 |

## 蔬菜馅

### ┃ 材料 ┃

1/2 根大胡萝卜

1/2 个红甜椒

1 汤匙切碎的葱，或切碎的等量甜洋葱

1/4 杯西蓝花的花朵部分

2 汤匙葵花籽

1/2 根芹菜梗，切碎

### ┃ 做法 ┃

将除了芹菜以外的所有配料倒入食品料理机中，并且脉冲切成可入口大小的小块，然后放入搅拌碗中，并加入切碎的芹菜。

## 酱料

### ┃ 材料 ┃

2—3 汤匙腰果

1 棵青葱

1 小瓣蒜

1 茶匙新鲜的小茴香，或 1/2 茶匙干的小茴香

2 汤匙柠檬汁

海盐和胡椒粉（根据口味添加）

3 汤匙过滤水（多少可根据需要）

### ┃ 做法 ┃

1 将所有酱料倒入破壁机中。

2 搅拌的时候，一次加一汤匙水，以使酱料形成顺滑、细腻、奶油质感，停止搅拌的时候刮掉机器两侧的酱料。

3 注意，太多的水会使酱料变稀，影响口感。

### ┃ 合成 ┃

1 把馅料和酱料搅拌到一起。

2 将拌匀的馅料用勺子放到叶子上，然后就可以卷起来吃了。

3 当然，你还可以使用自己喜欢的任何绿叶蔬菜拌着绿色沙拉吃。

4 这道菜可以在冰箱里储存 3—4 天，也很便于外带食用。

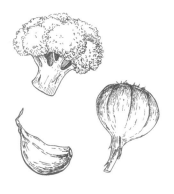

# 酿红甜椒

甜椒有多种颜色，包括红色、黄色、橙色、绿色、棕色、白色和紫色。不论在什么地方，农贸市场里都会有红甜椒。在西班牙、意大利和葡萄牙等地，红甜椒的长度可以达到 16—20 厘米。每种甜椒都略带点不同的味道。红色尝起来是最甜的，不过你可以选择你喜欢的任何颜色的甜椒。这道菜简直太棒了。

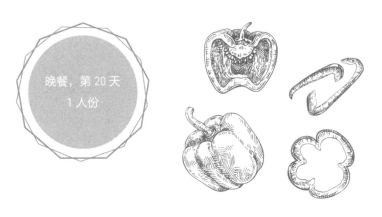

晚餐，第 20 天
1 人份

## 甜椒

### 材料

1 个红甜椒

### 做法

将甜椒切成两半，用削皮刀去除所有白色梗的部分和里面的籽。

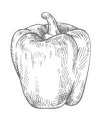
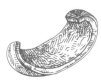
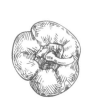

## 填充馅料

### ┤ 材料 ┣

1/2 个红色或黄色甜椒，切成小丁

10 厘米长的黄瓜，去皮去籽

1/2 个番茄，去籽切丁

1 棵葱，切碎

1 汤匙玉米粒

1/2 根芹菜梗，切丁

一些罗勒叶，切碎或切成条状

1 片罗马生菜叶，切成小的条状

### ┤ 做法 ┣

准备好蔬菜，将其全部放在一个小碗里。

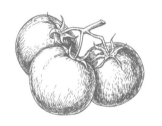

## 酱料

### ┤ 材料 ┣

1 茶匙柠檬汁

1 汤匙特级初榨橄榄油

1 汤匙切碎的核桃

海盐和胡椒粉（根据口味添加）

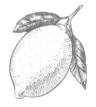

### ┤ 做法 ┣

1 将所有酱料搅拌在一起。

2 如有必要，品尝一下并调整盐和胡椒的用量。

### ┤ 合成 ┣

1 把馅料和酱料混合到一起。

2 将两个切半的红甜椒放在盘子里，用勺子为其填充上馅料。

# 羽衣甘蓝碎配腰果酱

我们将以一道美味的沙拉结束这三周的最后的一次晚餐，这道沙拉会让你沉迷于羽衣甘蓝——甚至可能会让你永远沉迷其中。羽衣甘蓝是一种非常重要的绿色蔬菜，可以添加到你的每周膳食中。食用这种深色绿叶蔬菜有很多种方法，包括制成果昔、菜卷或沙拉。我们相信你会喜欢这个版本的羽衣甘蓝沙拉。

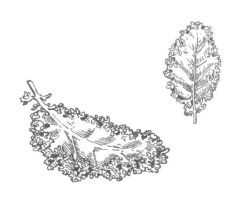

晚餐，第 21 天
1 人份

## 沙拉

### 材料

2 杯羽衣甘蓝叶，去掉茎部并切碎

2—3 茶匙特级初榨橄榄油

一小撮海盐

1/2 根玉米棒上扒下来的玉米粒，或者 2/3 杯冷冻玉米

1 根波斯黄瓜或 1/2 杯切成小丁的英国黄瓜

### 做法

1　将 4—5 片去掉茎的羽衣甘蓝叶叠放在一起，紧紧卷起来，并切成薄的条状。一直切到有 2 杯的量，甚至更多。

2　将其放入碗中倒入橄榄油和盐，用双手轻轻按摩，软化羽衣甘蓝碎片。

3　当它们略微有点萎蔫的时候，加入玉米粒和黄瓜丁，轻轻搅拌到一起。

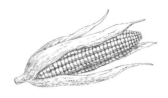

## 酱料

### 材料

1/4 杯腰果片

1 茶匙特级初榨橄榄油

2 茶匙柠檬汁

海盐和胡椒粉（根据口味添加）

1/4 茶匙洋葱粉

1/4 茶匙大蒜粉

1/4 杯过滤水

### 做法

1 将所有酱料放入破壁机中搅拌，直至混合均匀。

2 酱料可能没有那么顺滑，但这是正常的，没关系。

### 合成

将所需量的酱料倒在沙拉上并搅拌。

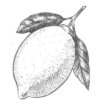

**TIP**

这道沙拉也适合加一些酸菜或泡菜搭配食用。

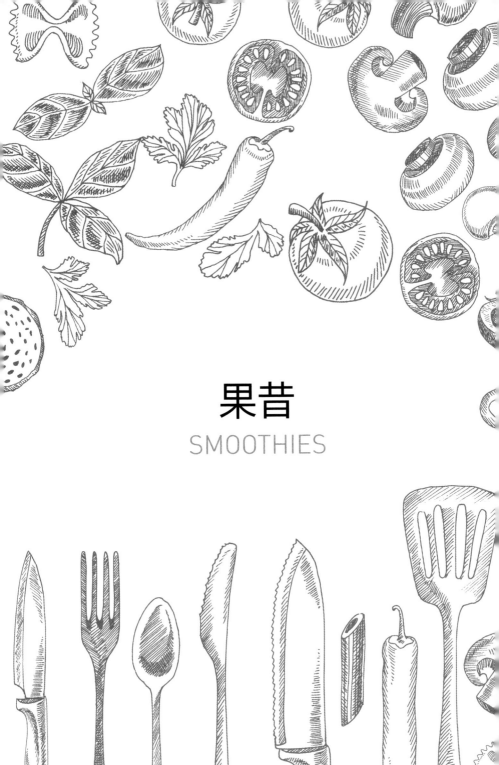

# 果昔

SMOOTHIES

高能红色，疗愈心脏

活力橙色，增强免疫

鲜亮黄色，抵抗炎症

绿色排毒柠檬茶

平静蓝色，益寿延年

直觉靛蓝

灵感紫罗兰

滋养粉色

创意白色

快速美味果昔

## 彩虹的颜色

当我们看到彩虹时，往往会觉得那会是一个幸运的象征。彩虹以七种颜色出现，所以我们也有 7 种不同颜色、象征好运和健康的果昔。

在 21 天计划里，我们选择制作果昔而不是果汁，是因为大多数人都有破壁机。选择果昔的另一个原因是它们花费的时间少，并且由于含有纤维，更具饱腹感。但是如果你喜欢榨汁，也一样可以使用以下食谱，只需稍加调整即可制作成果汁。

果昔很容易制作，但也不是每个人都有足够的时间每天早上制作果昔，如果你也有这样的困扰，可以在周末制作一些果昔，提前把它们冷冻起来。将随时可带走的果昔准备好并装瓶放入冰箱，可以让生活更简单，还能保证你获得所需的营养。如果你想知道这样做是否会让蔬果中的营养流失，那么我要告诉你的是：这根本不足为虑。购买可冷冻的容器是非常值得的，或者也可以使用带有紧密盖子的玻璃梅森杯。为了完好地将每周果昔冷冻保存，你只需要将果昔倒入可冷冻的容器或罐子中，并在顶部留下 4 厘米左右的空间。如果你需要在早上即取即用，请在前一天晚上从冰箱冷冻柜中取出果昔，然后放入冰箱冷藏层中解冻一夜。如果不打算早上喝，但想要在当天晚些时候饮用，可以在早上将其从冰箱中取出并随身携带。如果有条件，可利用工作处的冰箱将其冷藏起来，口感更佳。或者，如果时间充裕，可以将每周果昔的材料一次性清洗干净，储存在可冷冻的自封袋中并放入冰箱提前一周冷冻起来。在早晨准备制作果昔的时候，只需将冷冻食材放入破壁机中，加入所需的液体进行搅拌即可。如果你每天制作果昔，第三种选择是，将所有水果都冷冻起来，然后在混合搅拌之前将其他新鲜的水果蔬菜加入到早餐果昔中，这样做，冷冻的水果可以使果昔厚实而清凉。一些大型商店和健康食品商店都有售卖有机冷冻水果，这可以节省制作果昔的时间。

如果你要一次性制作完所有的果昔，你的破壁机只需彻底清洁一次，在制作不同果昔之间快速冲洗即可。为了避免制作果昔占用你一天中的太多时间，你还可以将一周的果昔分两次制作，在一周中有时间的时候制作剩下的另一半果昔。

这些果昔能满足你对水果的日常需求。

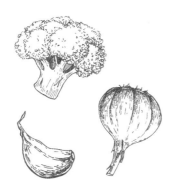

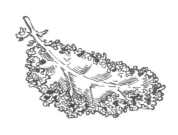

**TIP**

可在果昔中加入少量绿色蔬菜。

# 高能红色，疗愈心脏

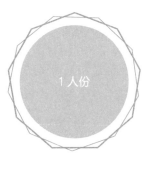

1 人份

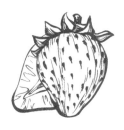

## ┃ 材料 ┃

1 杯杏仁奶（具体制作方法详见第一周
第 2 天的早餐食谱）

1/4 颗甜菜，去皮，切成块

1/2 杯覆盆子

1/2 杯草莓

1 茶匙纯香草精

2 颗椰枣

## ┃ 做法 ┃

1　将所有材料放入破壁机中均匀打碎。

2　如果食材不是提前冷冻好的话，可
以加入 4—5 块冰块再次搅拌。

3　然后便可立刻饮用了。

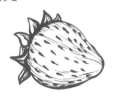

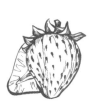

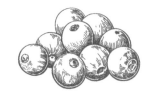

# 活力橙色，增强免疫

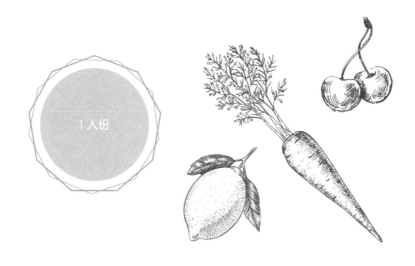

1 人份

---

## ——┃ 材料 ┃——

2 个橙子，去皮去籽

1/2 杯杏仁奶

1 茶匙纯香草精

1 根胡萝卜，切成小块

1 种夏季当季的带核水果——蜜桃、李
  子、油桃或其他水果

## ——┃ 做法 ┃——

1 将所有配料放入破壁机中打碎调匀。

2 如果食材不是提前冷冻好的话，可
  以加入 4—5 块冰块再次搅拌，大功
  告成了！

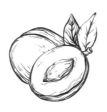

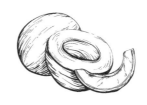

# 鲜亮黄色，抵抗炎症

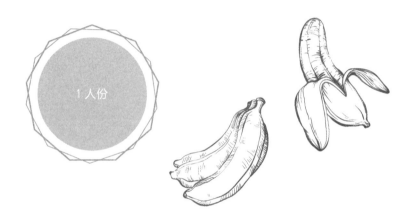

1 人份

——— 材料 ———

1/2 杯椰子水

1 杯切成块的菠萝

1/2 个澳洲青苹果

1 个橙子

1/2 根香蕉

1 茶匙纯香草精

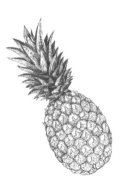

——— 做法 ———

1　将所有配料放入破壁机中打碎调匀。

2　如果食材不是提前冷冻好的话，可以加入 4—5 块冰块再次搅拌。

3　然后便可立刻饮用了。

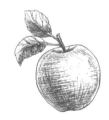

# 绿色排毒柠檬茶

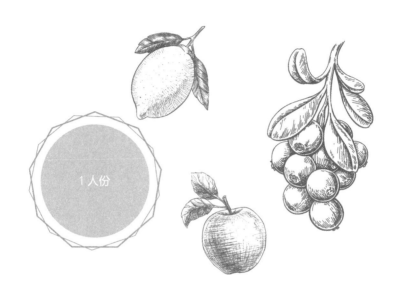

1 人份

## 材料

1 杯绿茶，冷却

1 根中等大小的波斯黄瓜，去皮，或者
　　1/2 根普通黄瓜，去皮

1/2 个澳洲青苹果

1/2 杯菠菜

1 汤匙新鲜的意大利欧芹或香菜

1/2 个柠檬，去皮去籽

1 颗椰枣

## 做法

1　将所有配料放入破壁机中打碎调匀。

2　如果食材不是提前冷冻好的话，可以加入 4—5 块冰块再次搅拌。

3　然后便可立刻饮用了。

# 平静蓝色，益寿延年

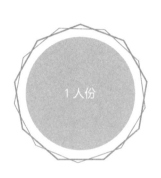

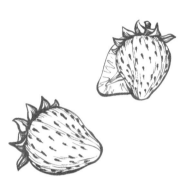

---

## 材料

1/2 杯草莓

1/2 杯深色绿叶蔬菜

1/2 杯蓝莓

1 杯过滤水

2 颗椰枣

## 做法

1 将所有配料放入破壁机中打碎调匀。

2 如果食材不是提前冷冻好的话，可以加入 4—5 块冰块再次搅拌。

3 然后便可立刻饮用了。

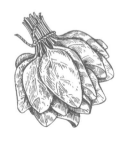

# 直觉靛蓝

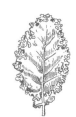

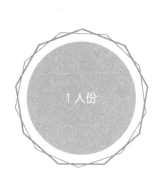

1 人份

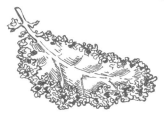

—————┨ 材料 ┠—————

1 杯黑莓

1 杯深色绿叶蔬菜

2 颗椰枣

1 杯绿茶，冷却

—————┨ 做法 ┠—————

1　将所有配料放入破壁机中打碎调匀。

2　如果食材不是提前冷冻好的话，可以加入 4—5 块冰块再次搅拌。

3　然后便可立刻饮用了。

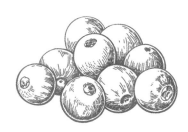

# 灵感紫罗兰

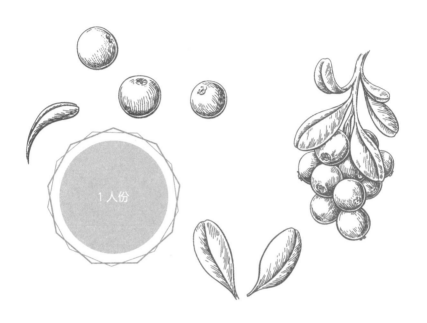

1 人份

---

### ┃ 材料 ┃

1 杯杏仁奶

1 茶匙纯香草精

1 杯蓝莓

2 颗椰枣

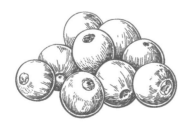

### ┃ 做法 ┃

1　将所有配料放入破壁机中打碎调匀。

2　如果食材不是提前冷冻好的话，可以加入 4—5 块冰块再次搅拌。

3　然后便可立刻饮用了。

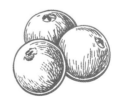

# 滋养粉色

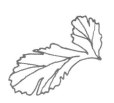

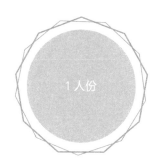

1 人份

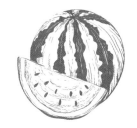

## ——| 材料 |——

1 杯切成块的西瓜

6 颗草莓

2 片薄荷叶

1/4—1/2 杯过滤水

## ——| 做法 |——

1 将所有配料放入破壁机中打碎调匀。

2 如果食材不是提前冷冻好的话，可以加入 4—5 块冰块再次搅拌。

3 然后便可立刻饮用了。

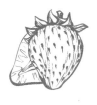
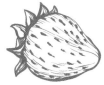
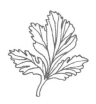

# 创意白色

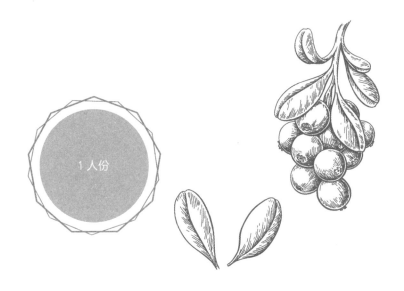

1 人份

---

## 材料

1 小把腰果

$1\frac{1}{4}$ 杯过滤水

1 茶匙纯香草精

4—5 颗椰枣

1/8 茶匙豆蔻或肉桂

## 做法

1 将所有配料放入破壁机中打碎调匀。

2 如果食材不是提前冷冻好的话，可以加入 4—5 块冰块再次搅拌。

3 然后便可立刻饮用了。

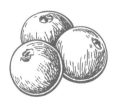

# 快速美味果昔

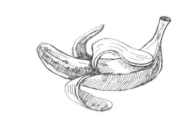

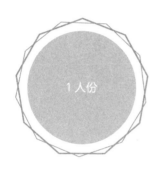

1 人份

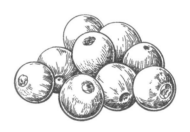

## 材料

1 小把腰果

4—5 颗椰枣

1/2 茶匙姜黄粉或 1 小块新鲜姜，去皮

1/2 根香蕉

1.5 杯过滤水

## 做法

1 将所有配料放入破壁机中打碎调匀。

2 如果食材不是提前冷冻好的话，可以加入 4—5 块冰块再次搅拌。

3 然后便可立刻饮用了。

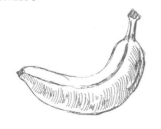

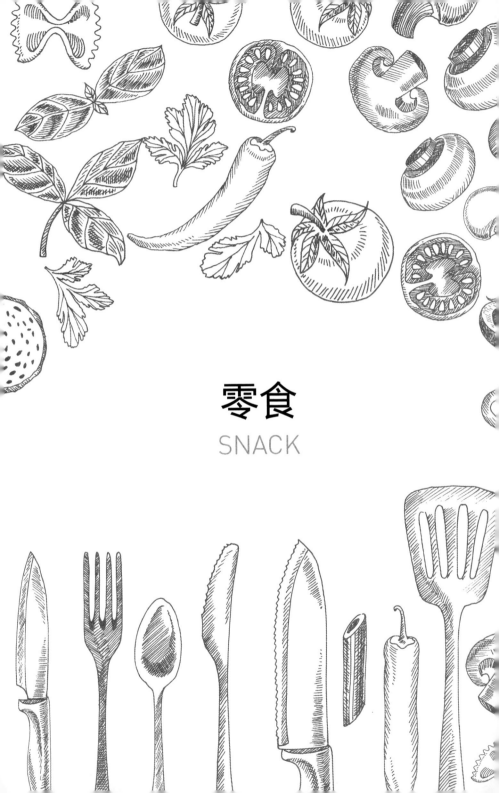

零食

SNACK

生马卡龙

新鲜果趣

脆苹果片配杏仁奶油

香蕉杏仁奶油寿司

可可奶昔

新鲜核果或当季水果

番茄素食小食

一分钟牛油果

坚果奶油配绿叶蔬菜

冷冻葡萄

水果和蔬菜

# 生马卡龙

根据下方材料的
用量可制作
10—12 个

## ━━┃ 材料 ┃━━

1/2 杯杏仁

1 杯不加糖的椰子片

2 汤匙枫糖浆

2 汤匙椰子油

1 茶匙纯香草精

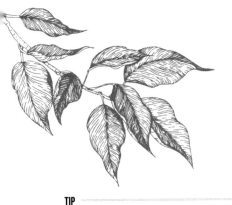

**TIP**

如果要制作巧克力杏仁饼，在食品料理机中混合时加 1 汤匙可可粉即可。如果要冷藏或冷冻起来的话一定要注意密封。

## ━━┃ 做法 ┃━━

1 将杏仁放入破壁机中研磨成粉，磨碎后的杏仁大约将占据杯子空间的 3/4 杯，我们先取用其中的 1/2，多出来的一会儿就会用上。

2 将椰子片、枫糖浆、椰子油、1/2 杯杏仁粉和香草精放入食品料理机中打碎，让所有成分完美融合。

3 将混合物刮入碗中并加入剩下来的 1/4 杯杏仁粉和 1 小把椰子片，用餐具将其混合到一起。

4 将 1 茶匙大小的混合物盛出来放入手中轻轻压在一起，用手滚成一个球。

5 将球放在覆盖着烤盘纸的烤盘上。

6 将球稍微向下按压以使底部变平，但尽量让顶部保持圆形，做出我们常见的甜品马卡龙的造型。

# 新鲜果趣

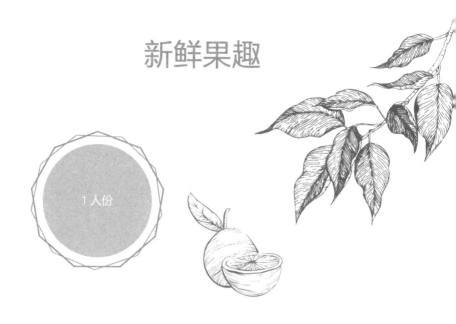

1 人份

---▌ 材料 ▐---　　　　---▌ 做法 ▐---

1 个橙子

1 根香蕉

1/2 杯的浆果（种类任选）

1 汤匙切碎的杏仁或核桃

少量肉桂

1　将香蕉橙子分别去皮，切成一口大小的碎块。

2　将水果放入盛有浆果的碗中，撒上切碎的坚果和肉桂。

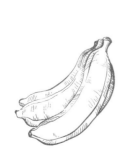
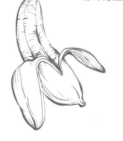

**TIP**

可选择当季的任何三种水果来制作美味小吃。

# 脆苹果片配杏仁奶油

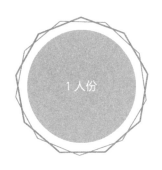

1 人份

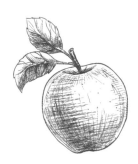

―――■ 材料 ■―――

1 个冷冻过的澳大利亚青苹果

2 汤匙杏仁奶油

少量肉桂，打顶

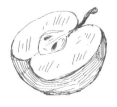

―――■ 做法 ■―――

1　首先，将苹果切成两半，去掉核，随后将其切成中等厚度的薄片。

2　在小盘子上用切好的苹果片摆出一个扇形，用勺子舀取杏仁奶油放在盘子中间。撒上少许肉桂可以增加些额外的健康益处。

3　吃的时候，用一把小黄油刀在每片苹果上涂上些杏仁奶油。

4　我们喜欢这种方法，因为它会让你吃东西的速度变慢，让进餐持续更长时间，同时也使你更好地吸收营养。

# 香蕉杏仁奶油寿司

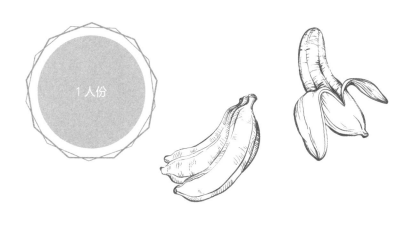

1 人份

---

### 材料

2 汤匙杏仁奶油

1—2 根香蕉

少量葵花籽

肉桂或小豆蔻，用于打顶

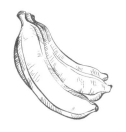

---

### 做法

1　将如果你平时都把杏仁奶油储存在冰箱的冷冻室里，请在使用此食谱前一小时将其取出。

2　香蕉去皮后，将软化的杏仁奶油涂抹在香蕉的外面，并在上面撒上葵花籽、肉桂或小豆蔻。

3　将其放在蜡纸上冷冻 10—15 分钟，将香蕉从冰箱中取出并切成块（呈寿司饭团状），用筷子夹着吃。

# 可可奶昔

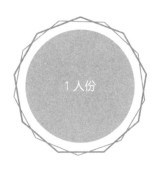

1 人份

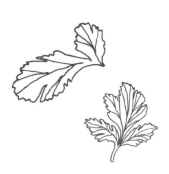

---

### ┃ 材料 ┃

1 杯杏仁或腰果牛奶

2—3 汤匙可可粉（取决于对可可浓度的偏好）

1 茶匙纯香草精

1 汤匙枫糖浆或甜味剂（非白糖），根据口味添加

3—4 块冰块

小豆蔻或肉桂，用于打顶

### ┃ 做法 ┃

1　将除了冰块和打顶材料之外的所有成分放入破壁机中搅拌至顺滑。

2　加入冰块并再次混合搅拌。

3　顶部撒上、小豆蔻或肉桂。

4　倒入玻璃杯中即可享用。

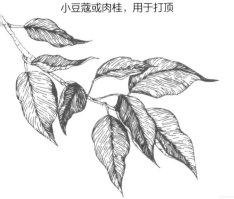

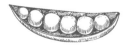

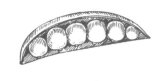

# 新鲜核果或当季水果

原生自然状态下的水果是非常美味的，但有时我们总会忘记大自然的这一精心安排而错过当季的美味水果。这里是一些我们最喜欢的水果：夏天是核果的季节，常见的包括桃、杏、李子、梅子等，所以我们喜欢购买不同的品种。当然，你可以将不同种类的水果和核果随意搭配起来吃。但要想消化得好，瓜类应该单独食用。

1 人份

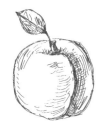

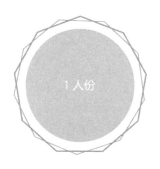

## 材料

核果
蜜桃、油桃、杏和李子

亚热带水果
番木瓜、芒果、菠萝

其他水果
释迦果、奇异果和瓜类

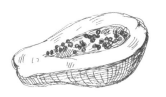

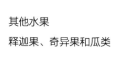

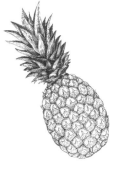

# 番茄素食小食

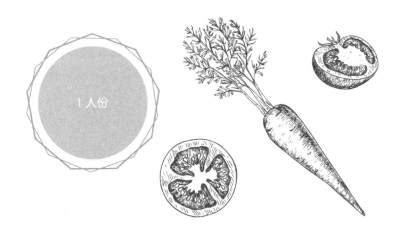

1 人份

## ┨ 材料 ┠

3 片（厚片）大传家宝番茄（或其他大
  个头的番茄品种）

3 片牛油果切片

菠菜

罗勒叶

切碎的胡萝卜

特级初榨橄榄油

海盐和胡椒粉（根据口味调整用量）

## ┨ 做法 ┠

将 3 片番茄片平铺在盘中，分别放置 3
片牛油果于其上，撒上其余配料，淋上
橄榄油，撒上盐和胡椒粉。

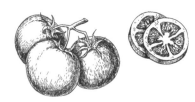

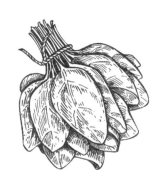

# 一分钟牛油果

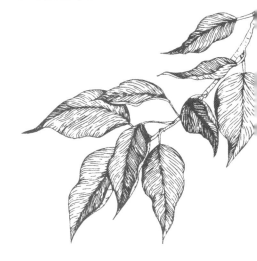

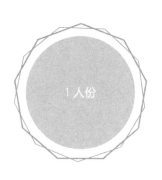

1人份

―――――╟ 材料 ╢―――――

1 个成熟的牛油果

海盐和胡椒粉，酱料选择沙拉酱或素食
　　蛋黄酱（根据口味添加）

―――――╟ 做法 ╢―――――

1　将牛油果切成两半并去掉核。

2　在牛油果上面撒盐和胡椒粉，以沙
　　拉酱或素食蛋黄酱调味，这样就可
　　大功告成啦！这道菜可以用勺子挖
　　着吃，很满足呢！

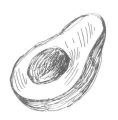

# 坚果奶油配绿叶蔬菜

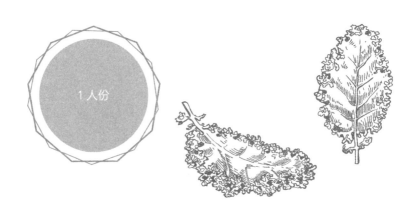

1 人份

—— | 材料 | ——

1—3 汤匙杏仁奶油

羽衣甘蓝叶或罗马生菜叶

1 茶匙葵花籽

芽类蔬菜（具体种类可任选）

—— | 做法 | ——

1　将杏仁奶油涂抹在准备食用的蔬菜叶子上，撒上葵花籽和可选的芽类蔬菜。

2　将叶子折起来食用。

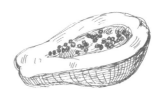

# 冷冻葡萄

如果你之前没有尝试过，请将葡萄洗净并用纸巾擦干，随后将它们放入拉链式冷冻袋并冷冻过夜。由于其极致的口感和味道，你可以将其尽情作为小吃、甜点来享用，随时随地都可以吃。

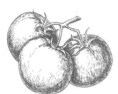

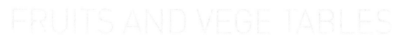

# 水果和蔬菜

饥饿时最容易触手可及的两种即食食品就是水果和蔬菜。如果时间紧迫来不及吃正餐，我们建议你可以先吃一两个水果或一些蔬菜垫下肚子，在你有时间好好吃一顿之前，这是行之有效的延缓策略。

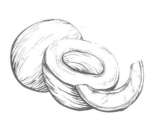

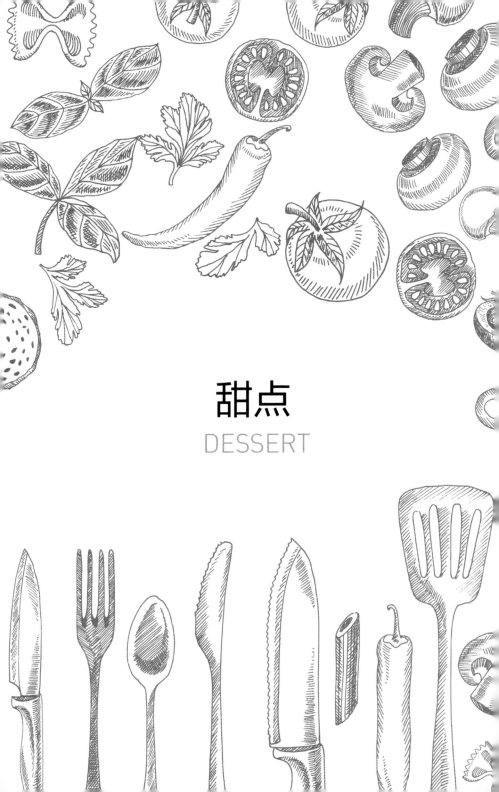

甜点

DESSERT

巧克力布丁

香蕉可可果昔

巧克力杏仁酱（花生酱）杯

可可焦糖蛋糕

椰子巧克力松露

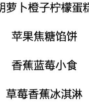

胡萝卜橙子柠檬蛋糕

苹果焦糖馅饼

香蕉蓝莓小食

草莓香蕉冰淇淋

香蕉肉桂冰淇淋

**注意** 本食谱中多数甜点的量都是超过一人份的，你可以将其冷冻起来，方便一整周都有 1—2 种甜点可以吃——除非你的家人将它们提前全部吃光。

# 巧克力布丁

这真的是一款令人难忘的简单甜点。如果你将这道甜点做给其他人品尝，请不要事先告诉他们这道拥有奶油布丁般丝滑口感的甜点是用哈斯牛油果制成的。不知为什么，有些人始终无法想象用牛油果来制作甜点会是什么效果。但是，口味和思想是会改变的。是的，任何一种牛油果都可以用来制作这道巧克力布丁，但我们喜欢使用哈斯牛油果（Hass），因为在所有牛油果中它的质地是最像黄油的。巧克力布丁的制作速度非常快，如果你对这一点感到满意的话，它可能会成为你冰箱里的主食。

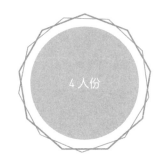

4 人份

## 材料

2 个大的哈斯牛油果，成熟但不要太熟

4 汤匙可可粉

2 茶匙纯香草精

2 汤匙椰子油

3 汤匙枫糖浆（可根据口味添加）

1—2 撮海盐（可选）

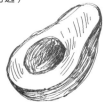

## 做法

1 将牛油果切成两半并去核，将牛油果肉从壳中刮出置于料理机或破壁机中并加入可可粉、纯香草精和椰子油、枫糖浆、海盐，一起搅拌。

2 当机器中的混合物达到顺滑质地的时候，将其刮到盘子中，冷藏一小时（或以上），也可立即食用。

**TIP**

可以加 2—3 茶匙橙汁来丰富这道甜点的味道。顶部可以放一片橙肉，或用覆盆子装饰。

# 香蕉可可果昔

是的，这是一道可以让你感觉良好，心满意足的甜点。如果你感受到了对食物的渴望，这款香蕉可可果昔只需几分钟即可满足你的需求。谁说你早餐不能吃这个？反正我们没说过。

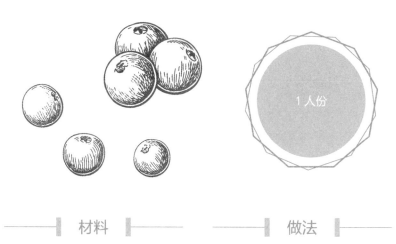

1 人份

**┫ 材料 ┣**

1/2 根香蕉

1—2 汤匙可可粉（具体分量取决于你对巧克力的喜爱程度）

1 小把腰果

2 颗椰枣

1 滴纯香草精

$1\frac{1}{2}$ 杯过滤水

4 块冰块

**┫ 做法 ┣**

1　将除去冰块之外的所有食材放入料理机并搅拌至光滑。

2　加入冰块，再次搅拌即可。

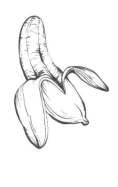

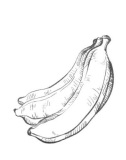

# 巧克力杏仁酱（花生酱）杯

还记得里斯花生酱杯<sup>⊖</sup>吗？

我要告诉你，现在有比它更美味的替代品了。是的，我们要介绍的这款甜点在各方面都更出色。它是用超黑可可粉、椰子油和种子类坚果制作成的，略带甜味——但是本质上是非常健康的。这是我们最喜欢的冷冻甜点。从冰箱中取出后应该尽快吃完，因为它们会很快融化。

可制作 6 杯

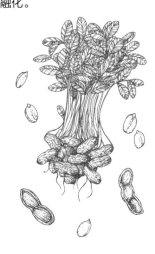

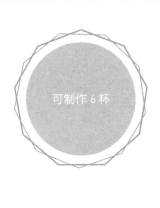

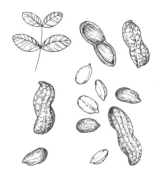

—— ▌材料 ▌ ——

2 茶匙葵花籽

2 茶匙南瓜籽

杏仁奶油和花生酱各 2 汤匙

7 汤匙融化后的固体椰子油

7 汤匙可可粉

3 汤匙 +1 茶匙枫糖浆

<hr>

⊖ 美国的一款饼干零食。——译者注

## ┤ 做法 ┤

1. 将种子类坚果混合到一个碗里，放在一边备用。

2. 将固体椰子油放入碗中，并将碗放在一个盛有热水的平底锅中，融化椰子油。

3. 待椰子油基本融化后，将杏仁奶油和花生酱一起放入该碗中，用同样方法放在一锅热水中软化。

4. 将融化的椰子油与可可粉和枫糖浆放在一个碗里，充分混合，不断搅拌，直到所有可可粉颗粒被均匀混合并变得质地光滑。

5. 品尝一下甜度，如果需要可以加入更多枫糖浆。

## ┤ 合成 ┤

1. 将纸杯蛋糕的纸托放入蛋糕烤盘中。

2. 在纸托底部放入 4 茶匙刚刚制作好的巧克力酱，在巧克力顶部滴一茶匙的坚果奶油，再在其上撒 1 茶匙混合好的种子类坚果。

3. 轻轻拍打一下厨房柜台面上的烤盘，让材料沉淀。

4. 在每个杯子中再加入 1 汤匙巧克力酱打顶，将剩下的巧克力酱均匀地分到六个纸托中。

5. 完成混合后轻轻颠下烤盘，覆上保鲜膜，并将其放入冰箱中。因为椰子油在室温下会很快软化，所以从冰箱里取出后要尽快食用。

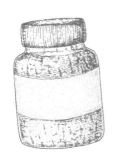

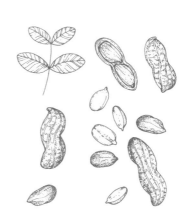

# 可可焦糖蛋糕

这款甜点一口下去，会让你感觉像是在吃巧克力糖。但事实上，这些小蛋糕就像是迷你蛋挞，底部有层薄薄的外壳。如果你喜欢咸一点的焦糖味道，可以随意在焦糖层或是最上面的可可层加入少许海盐。当你饥饿或心情不好时，吃一口这款奶油甜点，你会觉得仿佛一切都瞬间步入正轨了。

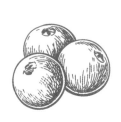

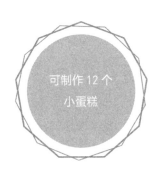

可制作 12 个
小蛋糕

## 底部外壳

### 材料

1/2 杯核桃
1/2 杯腰果
1/2 杯椰枣

> **注意** 腰果和椰枣需要提前浸泡，具体浸泡方法请参阅下文"焦糖层"部分中的说明

### 做法

1 将核桃和腰果放入料理机中碎成小块。

2 向混合物中添加椰枣，再次搅拌混合到一起。

3 用手指捏住混合物，检查一下它们是否已经粘在一起。

4 将蛋糕纸托放入烘焙蛋糕的模具中，将 1 汤匙的混合物放入每个蛋糕纸托的底部，铺满并压实。

5 先放入冰箱冷冻室中保存，直至一会儿焦糖层准备好后再取出。

## 焦糖层

### 材料

1 杯腰果片，浸泡 3—4 小时

1/2 杯椰枣（浸泡 20 分钟），或者 1/4
杯枫糖浆

1 茶匙纯香草精

4 汤匙椰子油

2 汤匙可可粉

3 汤匙过滤水

### 做法

1 将所有食材放入食品料理机中。

2 每搅拌一次加一汤匙水，直至搅拌
至质地光滑，全程尽量少用水。

3 从冰箱中取出烘焙蛋糕的模具，在
每个底部外壳上抹上 1 汤匙焦糖层，
将模具再放回冰箱。

## 可可层

### 材料

9 汤匙固体椰子油，需融化

9 汤匙可可粉（如果你不喜欢巧克力，
可以少放）

5 汤匙枫糖浆

### 做法

1 将固体椰子油放入碗中，将碗放在
一锅热水中，融化椰子油。

2 将所有配料在碗中搅拌至完全顺滑。

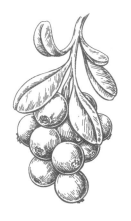

### 组合

1 从冰箱中取出蛋糕模具并在原有的
焦糖层顶部抹 1 汤匙可可混合物。

2 将剩余的可可混合物平均分到剩下
的蛋糕中。

3 将蛋糕用保鲜膜分别包起来并冷冻，
放回冰箱中放置一夜。

# 椰子巧克力松露

通过前面的食谱你可以看出，我们喜欢巧克力。它是一种超级食物，非常健康，味道又令人满意。这是最简单的食谱之一，它能满足你对甜食的渴望。在工作中将这些小宝贝分享给身边的同事，你会成为办公室最受欢迎的那个人。这也是一道你可以发挥创造力的食谱：在节日的时候可以添加一点小豆蔻、肉桂或南瓜香料，甚至随便发挥！你甚至可以在把它们攒成团的过程中一边做一边吃，再把剩下的部分冷藏起来。反正也没人数，对吧？

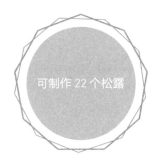

可制作 22 个松露

## 材料

1 杯山核桃或核桃，或两者兼有

1/2 杯切至细碎的纯椰肉

5 汤匙可可粉

1 汤匙纯香草精

1/4 杯 + 1 汤匙椰子油

2 杯椰枣，去核

1 汤匙杏仁奶油

椰丝、可可粉、磨碎的坚果、抹茶粉，
　　或其中任意几种的组合，用于打顶

## 做法

1　将除了打顶成分外的所有材料放入食品料理机中搅碎，直至其充分混合。

2　从料理机取下刀片，舀一勺混合物放入手中，然后攒成可入口大小的松露圆球，放在蜡纸或烤盘纸上。

3　存放在密闭容器中，放入冰箱里。

## 合成

1　将所需的打顶食材倒入一个小盘子中混合，把松露球放进去滚动几下以粘满食材。

2　保持冷冻或冷藏，因为椰子油很容易软化。

# 胡萝卜橙子柠檬蛋糕

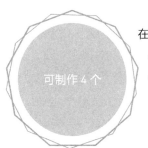

可制作 4 个

在这个食谱中，胡萝卜的甜味和柑橘的酸味混合在一起，令人印象深刻。顶部再放上一些柠檬腰果奶油糖霜，你会发现，甜点可以既美味又健康。

## 玛芬蛋糕底

### 材料

1¹/₂ 杯胡萝卜，大致切碎

1 颗柠檬的柠檬皮与柠檬汁

1 个橙子的橙皮与橙汁

1/2 杯核桃

1/2 杯椰枣，浸泡 15—20 分钟

1 汤匙纯香草精

1/8 茶匙肉桂或南瓜香料

一小撮海盐

### 做法

1　用食品料理机或四面刨丝器将胡萝卜切成细条。

2　将柠檬和橙子削皮，并挤出半个柠檬和半个橙子的果汁。

3　将胡萝卜、柠檬、橙子和剩下的材料放入食品料理机中一起搅碎，将其分到 4 个小蛋糕模具中，每个小模具放 4 汤匙。

## 糖霜

### 材料

1 杯腰果，浸泡 2—4 小时

1 汤匙纯香草精

1.5 汤匙椰子油

1 汤匙枫糖浆

1 颗柠檬的柠檬汁

过滤水（根据需要添加）

肉桂粉

### 做法

1　将制作糖霜的材料放入破壁机中，加 2 汤匙水再搅拌混合。

2　刮下破壁机侧壁上的混合物，加更多水，直到混合物的质地变得更醇厚、顺滑。

### 合成

给小蛋糕撒上糖霜和肉桂粉，用塑料保鲜将表面覆盖并储存在冰箱里。

> **注意**　椰枣和腰果需要浸泡。椰枣的浸泡方法请参阅以下"玛芬蛋糕底"中的说明，腰果的浸泡方法请参阅"糖霜"部分中的说明。

# 苹果焦糖馅饼

这款由经典甜点演变而来的餐食胜在有层次感。苹果馅饼是不可否认的经典之作，其中的焦糖层更是令这款甜点异常美味的原因所在。我们的馅饼是用一个 4 英寸<sup>⊖</sup>挞盘（tart pan）制作的，但是如果你没有挞盘，只需用塑料保鲜膜围在一个小容器上，然后按照指示进行操作，也能顺利完成制作。当你的馅饼制作完成并冷却后，坐下来，泡上你最喜欢的茶，搭配着一片苹果焦糖馅饼享用一下，这简直太美好了！

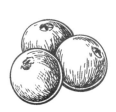

制作 1 个馅饼，
可供 3—4 人食用

## 外皮

### 材料

1/2 杯杏仁

1/3 杯椰枣

1 茶匙纯香草精

### 做法

1　将杏仁放入食品料理机中切碎成小块。

2　向混合物中添加椰枣、香草并再次搅碎，直至用手拿起来时混合物高度黏合。

3　如果需要，可加入适量的过滤水使混合物更加黏合。

4　将其压入 4 英寸的挞盘中或用保鲜膜围起来的小平底锅里。

⊖　英寸：1 英寸 =0.0254m。

## 馅料

### ▐ 材料 ▐

满满 1 大汤匙杏仁奶油

1 滴纯香草精

1 汤匙枫糖浆

1 茶匙液体椰子油

1/2 茶匙柠檬汁

1 个大苹果，去皮，切成薄片

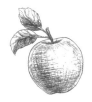

### ▐ 做法 ▐

1 将除苹果之外的所有配料放入搅拌碗中，搅拌至质地光滑。

2 将切好的苹果片放入碗中，然后再淋上搅拌好的配料。

3 从冰箱中取出挞盘，然后用汤匙将全部馅料放入挞盘中。

## 焦糖层

### ▐ 材料 ▐

2 茶匙液体椰子油

2 茶匙枫糖浆

1/8 茶匙柠檬汁

1/8 茶匙纯香草精

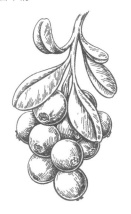

### ▐ 做法 ▐

将所有材料放到一起搅拌直至顺滑。

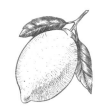

### ▐ 合成 ▐

1 在冷藏的馅饼顶部用勺子浇上焦糖混合物。

2 顶部用切成薄片的苹果进行装饰，盖上保鲜膜并冷藏。

# 香蕉蓝莓小食

这道甜点的配方实在太简直了，只需 2 种材料就可以完成。我们使用的原料是蓝莓，但换作芒果也可以。你可以使用普通的冰块托盘或有不同形状的硅胶托盘作为制作这款甜点的模具。这些冷冻的美味小食也可以放入杯中作为冷却果昔。吃着这道香蕉蓝莓小食，会让你有一种仿佛回到了童年时代的感觉。

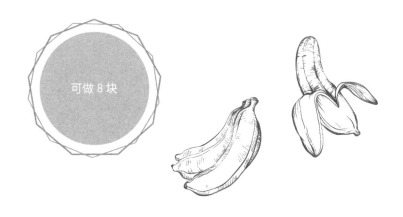

可做 8 块

—— 材料 ——

2 根成熟的香蕉
1/2 杯蓝莓（如需要可放更多）

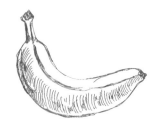

—— 做法 ——

1　将香蕉和蓝莓放入食品料理机中，搅拌至质地平滑，用勺子将混合物放入冰块托盘，冷冻至凝固。

2　待蓝莓、香蕉混合物变坚硬后将它们弹出并存放在塑料的拉链袋中。

3　这一甜点在冷冻状态下食用口味最佳，也可用于制作果昔。

# 草莓香蕉冰淇淋

没有比香甜、成熟、红彤彤的当季草莓更好的水果了。我们强烈建议你购买有机草莓，因为非有机品种中所含的农药比任何水果或蔬菜都多。现在，草莓在任何季节都买得到，但如果并不恰逢时令季节，我们建议购买冷冻而不是新鲜的草莓。这款草莓香蕉冰淇淋绝对会令人身心愉悦，草莓和香蕉的搭配毫无违和感，就像它们本来就应该在一起一样。如果你有新鲜的草莓，也可以切一些放在做好的冰淇淋顶上做装饰。

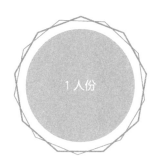

1 人份

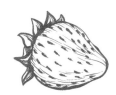

## 材料

1 根冷冻香蕉

1/2 杯冷冻草莓

1—2 汤匙枫糖浆（根据口味）

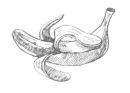

## 做法

1 如果冷冻水果的块头比较大，可将香蕉切成小块，草莓切成两半。

2 将冷冻的水果配料放入食品料理机中——如有必要，可加入几汤匙水。

3 脉冲切碎至混合物呈细腻光滑状，最后加入甜味剂。

# 香蕉肉桂冰淇淋

如果美味的冰淇淋还能富含营养，那将是多么难得的一种享受啊。关于这个食谱，另一个令人惊奇的事情是，如果你之前已经将成熟的香蕉冷冻好，那么这道冰淇淋制作起来速度会非常快。这是一款口感较软的冰淇淋，如果你喜欢更硬的口感，只需将其放入冰箱冷藏约 1 小时即可。如果你想在冰淇淋顶部加一点巧克力糖浆，可以将一汤匙融化后的椰子油与 2 茶匙可可粉和 2 茶匙枫糖浆搅拌均匀，淋在上面即可，这样就可以做成香蕉巧克力圣代了。

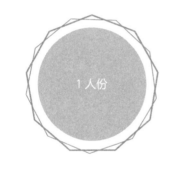

1 人份

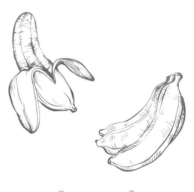

## ┃ 材料 ┃

1—2 根冷冻的香蕉
1 汤匙切碎的坚果
少量肉桂

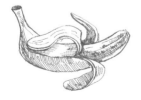

## ┃ 做法 ┃

**1** 将冷冻香蕉切成小块并放入食品料理机中处理，要做成奶油质地的冰淇淋状可能需要一点坚果奶或过滤水。

**2** 将处理好的冰淇淋倒入碗中，撒上肉桂和切碎的坚果。

**TIP** ——
加 1/2 茶匙或更多的可可粉，可以制成巧克力香蕉冰淇淋。

# 后 记

这个世界上，只有一个人可以为你的健康做些什么，这个人就是你自己。请注意，养成良好的习惯对你健康状况是大有裨益的。创建你可以坚持下来的日常例程，因为只有在你自己愿意做且能真正实施的情况下它们才能发挥作用。如果你想吃 60% 的裸食和 40% 的做熟的食物，那就这样搭配；如果你想在周末放松一下，吃你喜欢的食物，那也没关系。无论如何，我们希望你远离加工食品和快餐，因为在你还没有意识到的时候，它们就已经悄悄带走了你的健康。在我们的计划中找到你喜爱的食物，并将它们融合到你的每周菜单里。吃真正的食物，坚持运动，积极向上地思考——生活会对你做出的决定给予肯定的。向前迈出一步，健康的魔力将向你迈出一百步。身体健康是一生的冒险旅途，你需要尽量保持平衡的生活，舒缓压力，朝着正确的方向继续前进，不要气馁。有成千上万的人和我们一样，努力地保持着自己的健康和快乐——你并不孤单。我们祝你身体健康，幸福快乐。

上网查看我们的 Raw-Vitalize YouTube 频道，可以了解本书中某些食谱的快速提示和演示。你还可以通过我们的电子邮件地址与我们取得联系：Raw.Vitalize@yahoo.com。

——米米·柯克（Mimi Kirk）

和米娅·柯克·怀特（Mia Kirk White）

# 致 谢

感谢一直在支持我们的亲密的家人们——我们非常爱你们。我们按字母顺序列出，因为总会有人喜欢玩"我是最受喜欢的人"的游戏。我们要感谢奥黛丽（Audrey）、丹（Dan）、吉吉（Gigi）、戛纳（Gunner）、汉娜（Hannah），乔纳斯（Jonas）、卡莉（Karly）、丽萨（Lisa）、卢克（Luke）、麦肯齐（Mackenzie）和洛奇（Rocky）。感谢我的姐姐也就是米娅的姨妈艾琳娜（Arlene），她一直在支持着我们，并且始终认为我们是最棒的。我们也感谢客户和社交媒体上的朋友们多年来为我们提供的所有支持。来自 ICM Partners 的卡瑞·斯图尔特（Kari Stuart）和 The Countryman Press 的安·特瑞斯曼（Ann Treistman）——你们都是优秀的人才：富有创造性、坦诚而又聪慧。我们母女俩都有很棒的老朋友和新朋友，他们都很有趣，始终在支持我们，跟他们在一起总是充满欢乐。我们在此也只是提到一些人的名字，但还有更多人，我们也同样感谢你。

米米（Mimi Kirk）要感谢的朋友们：感谢我熟识多年的好友朱莉·卡夫娜（Julie Kavner）和我优秀的好朋友罗宾·利奇（Robin Leach）。特别感谢我的圈中朋友，包括来自 The Real Kitchen Coach 的苏珊·桑迪丽娜（Susan Santilena）；厨师让 - 克里斯汀·朱里（Jean-Christian Jur）、艾琳·朱萨·卡赞斯坦（Eileen Chousa Katzenstein）、迈克·凯勒（Michael Keller）；来自 Do Good

Academy 的卡特里奈尔·波佩斯库（Catrinel Popescu）；来自 Villa Vegana 的米里亚姆（Miriam）和延斯（Jens）；帕特里西亚·圣·克莱尔（Patricia St Clair）和她在 Port Amore–Puerto d'Andratx 的团队；马洛卡（Mallorca）；Nourishment Now 的维多利亚·戴维斯（Victoria Davis）；和来自 Crua Gourmet Cuisine 的克莉丝汀·梅尔（Christine Mayr）。

米娅（Mia Kirk White）要感谢的朋友们：特别感谢玛丽·怀特（Mary White）和我的姐妹们：艾米丽·道奇（Emily Dodge）、凯莱丽莎·库辛（Clarissa Kussin）、吉娜·查普曼（Gina Chapman）、多萝·霍兰德（Dorothy Holland）、吉姆·费伦（Kim Faillon）、辛迪·梅纳德（Cindy Maynard）、保拉·戴廷斯（Paula Detyens）、乔艾琳·康斯汀（JoEllen Constine）、苏珊·布朗（Susan Brown）、丹耶尔·梅福（DenyelleMehfoud）、莎朗·史密斯（Sharon Smith）、艾琳·萨蒙斯（Erin Sam-mons）、桑娅·蒲赛（Sonya Pusey）、莎拉·罗林斯（Sarah Rawlings）、劳拉·澳林格（Laura Olinger）、丹尼斯·格雷加（Denise Grega）、詹妮弗·利特尔（Jennifer Little）、妮可·艾略特（Nicole Elliott）和妮可·阿鲁达（Nicole Arruda），以及我生命中帮助过我的所有人，感谢你们令我变得更加真实而无所畏惧。